“科学起跑线”丛书

总主编 褚君浩

黄翔 著

本图书受“上海市科技创新行动计划科普专项项目”资助
项目编号：23DZ2302900

U0397630

最强大脑

上海教育出版社
SHANGHAI EDUCATIONAL
PUBLISHING HOUSE

丛书编委会

总序

科学就是力量，推动经济社会发展。

从小学习科学知识、掌握科学方法、培养科学精神，将主导青少年一生的发展。

生命、物质、能量、信息、天地、海洋、宇宙，大自然的奥秘绚丽多彩。

人类社会经历了从机械化、电气化、信息化到当代开始智能化的时代。

科学技术、社会经济在蓬勃发展，时代在向你召唤，你准备好了吗？

“科学起跑线”丛书将引领你在科技的海洋中遨游，去欣赏宇宙之壮美，去感悟自然之规律，去体验技术之强大，从而开发你的聪明才智，激发你的创新动力！

这里要强调的是，在成长的过程中，你不仅要得到金子、得到知识，还要拥有点石成金的手指以及金子般的心灵，也就是培养一种方法、一种精神。对青少年来说，要培养科技创新素养，我认为八个字非常重要——勤奋、好奇、渐进、远志。勤奋就是要刻苦踏实；好奇就是要热爱科学、寻根究底；渐进就是要循序渐进、积累创新；远志就是要树立远大的志向。总之，青少年要培育飞翔的潜能，而培育飞翔的潜能有一个秘诀，那就是练就健康体魄、汲取外界养料、凝聚驱动力量、修炼内在素质、融入时代潮流。

本丛书正是以培养青少年的科技创新素养为宗旨，涵盖了生命起源、物质世界、宇宙起源、人工智能应用、机器人、无人驾驶、智能制造、航海科学、宇宙科学、人类与传染病、生命与健康等丰富的内容。让读者通过透视日常生活所见、天地自然现象、前沿科学技术，掌握科学知识，激发探究科学的兴趣，培育科学观念和科学精神，形成科学思维的习惯；从小认识到世界是物质的、物质是运动的、事物是发展的、运动和发展的规律是可以掌握的、掌握的规律是可以为人类服务的，以及人类将不断地从必然王国向自由王国发展，实现稳步的可持续发展。

本丛书在科普中育人，通过介绍现代科学技术知识和科学家故事等内容，传播科学精神、科学方法、科学思想；在展现科学发现与技术发明成果的同时，展现这一过程中的曲折、争论；并通过提出一些问题和设置动手操作环节，激发读者的好奇心，培养他们的实践能力。本丛书在编写上，充分考虑青少年的认知特点与阅读需求，保证科学的学习梯度；在语言上，尽量简洁流畅，生动活泼，力求做到科学性、知识性、趣味性、教育性相统一。

本丛书既可作为中小学生课外科普读物，也可为相关学科教师提供教学素材，更可以为所有感兴趣的读者提供科普精神食粮。

“科学起跑线”丛书，带领你奔向科学的殿堂，奔向美好的未来！

褚君浩

中国科学院院士

2020 年 7 月

前言

亲爱的青少年朋友们，21世纪是大脑的世纪。中、美、日、英等各国相继推出了各自的“国家脑计划”，脑科学的研究和普及已经上升到国家战略地位。因为大脑对人类来说实在是太重要了！在人类生命的每分每秒，大脑都在控制着人们的行为，决定着人们的选择。你的学习成绩，你的喜怒哀乐，你是怎样一个人，其实都取决于你的大脑。发达的大脑，是人类成为万物之灵长的主因。

青少年是祖国的未来。青少年时期是一个人大脑成长、智力开发、人格养成的关键时期。青少年的智力开发、学习水平、情绪情感都和脑科学密切相关。掌握好脑科学并利用其最大程度地开发自己的大脑，也是青少年成长成才的关键。可是，许多人对脑科学并不了解。在人们的印象中，脑科学似乎是高大上而遥不可及的存在。而事实上，脑科学就藏在我们生活中。大到国家宏观经济政策的制定，小到教学方法的选择、学生课程的安排，这背后都有脑科学的原理作为理论基础。

“我已经很努力学习了，为什么总是记不住知识点？”“吃什么能够营养我的大脑？”“为什么别人锻炼身体可以又聪明又健康，轮到我就是头脑简单、四肢发达？”许多青少年并没有做到科学用脑，健康用脑，因此产生了学习效率低下、焦虑、抑郁等问题，甚至耽误了脑部疾病的治疗，并引发了一系列家庭问题甚至社会问题。

因此，为青少年朋友普及脑科学知识，显得非常必要。

在这本书里，你将看到大脑从胚胎开始的成长发育，了解智慧成长的奇妙旅程，帮助你更好地了解大脑并保护好自己的大脑。你也将看到在学习和锻炼的过程中大脑里究竟发生了什么，帮助你更好地使用大脑，提高学习效率和学习成绩。你也将看到儿童及青少年常见的大脑疾病，帮助你快速识别大脑生病的症状体征，和医生一起来守护大脑的健康。当然，你最感兴趣的可能是本书的最后一部分——大脑的未来。脑机接口是什么？人类需要 AI 还是被 AI 控制？人类的永生能不能靠大脑来实现？希望你能在这里找到答案。本书的每一章节都以二维码的形式插入“小黄医生说脑”的脑科学科普短视频，力求做到和书中的图文有机结合。多媒体的演示能让你更加深入地了解大脑。

希望大家能用好本书提供的脑科学知识，保护好大脑，使用好大脑。让脑科学助力你成长成才，脱颖而出。

复旦大学附属华山医院脑外科 黄翔

2023 年 3 月

目录

1 与大脑共同成长

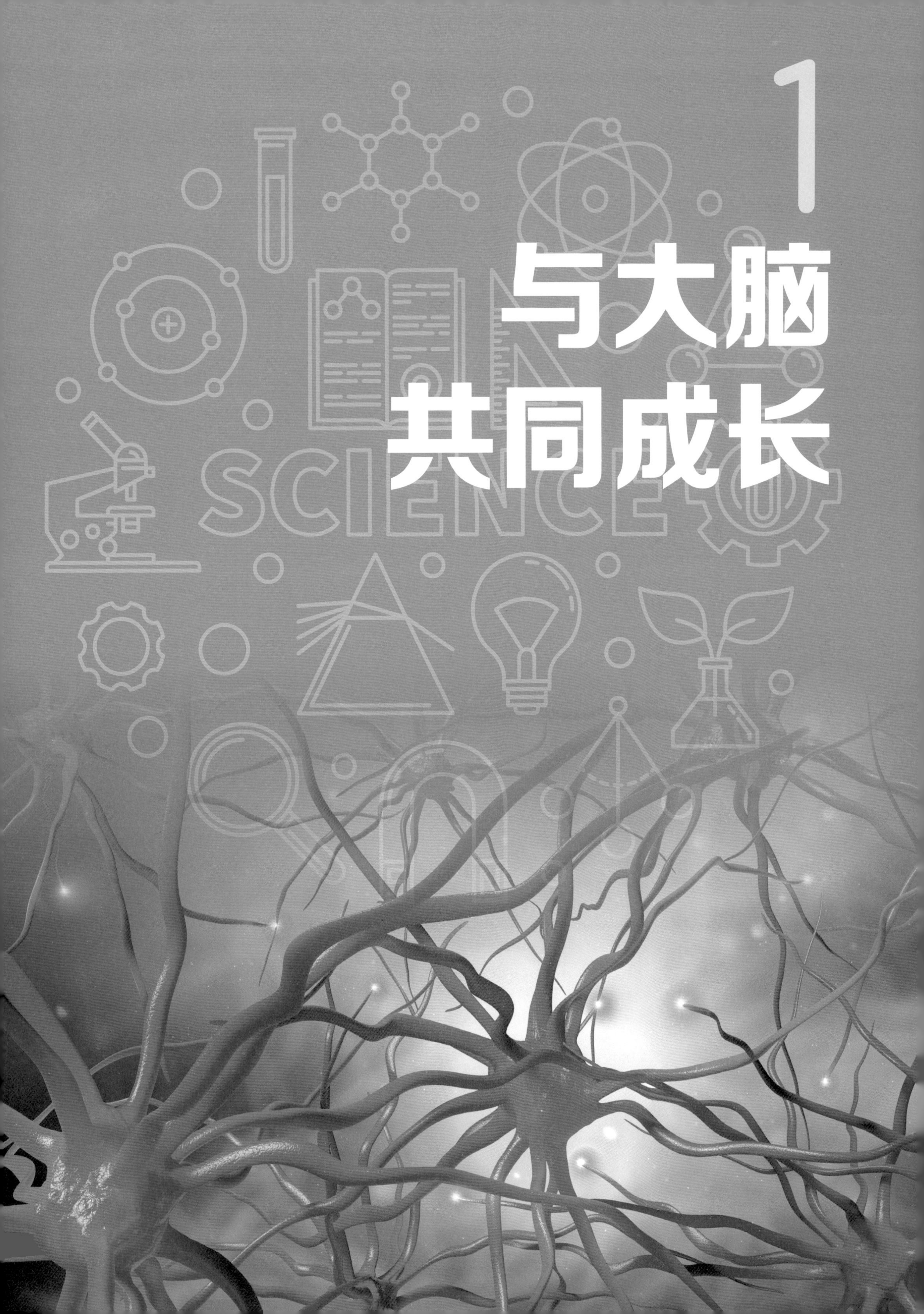

解锁大脑运作的奥秘

你将了解：

大脑运行的基本单位

大脑学习的本质

人在做选择时大脑里发生了什么

随着人类科技的飞速发展，探索宇宙已不足为奇。人类凭借科技可上九天揽月，可下五洋捉鳖，可是我们对身上的大脑了解多少呢？在生命存在的每分每秒，大脑都在控制着我们的行为，决定着我们的选择。我们当下所享用的人类文明的每一项成果，其实都是这个三磅重的东西创造出来的。这个淡黄色凝胶样的物体到底有什么样的魔力，能够创造出如此灿烂的文明？它到底是怎样运作的？

神经元——大脑运行的基本单位

人和动物都是由细胞组成的，大脑作为一个器官也不例外。组成大脑的细胞叫作神经细胞。神经元是其中最重要的一种神经细胞，也是大脑工作的基本单位。人的大脑约有 1.5 千克重，共有 860 多亿个神经元，其数量接近于整个银河系恒星的数目，这还不包括大脑中用于支持、营养、辅助神经元细胞的神经胶质细胞等。

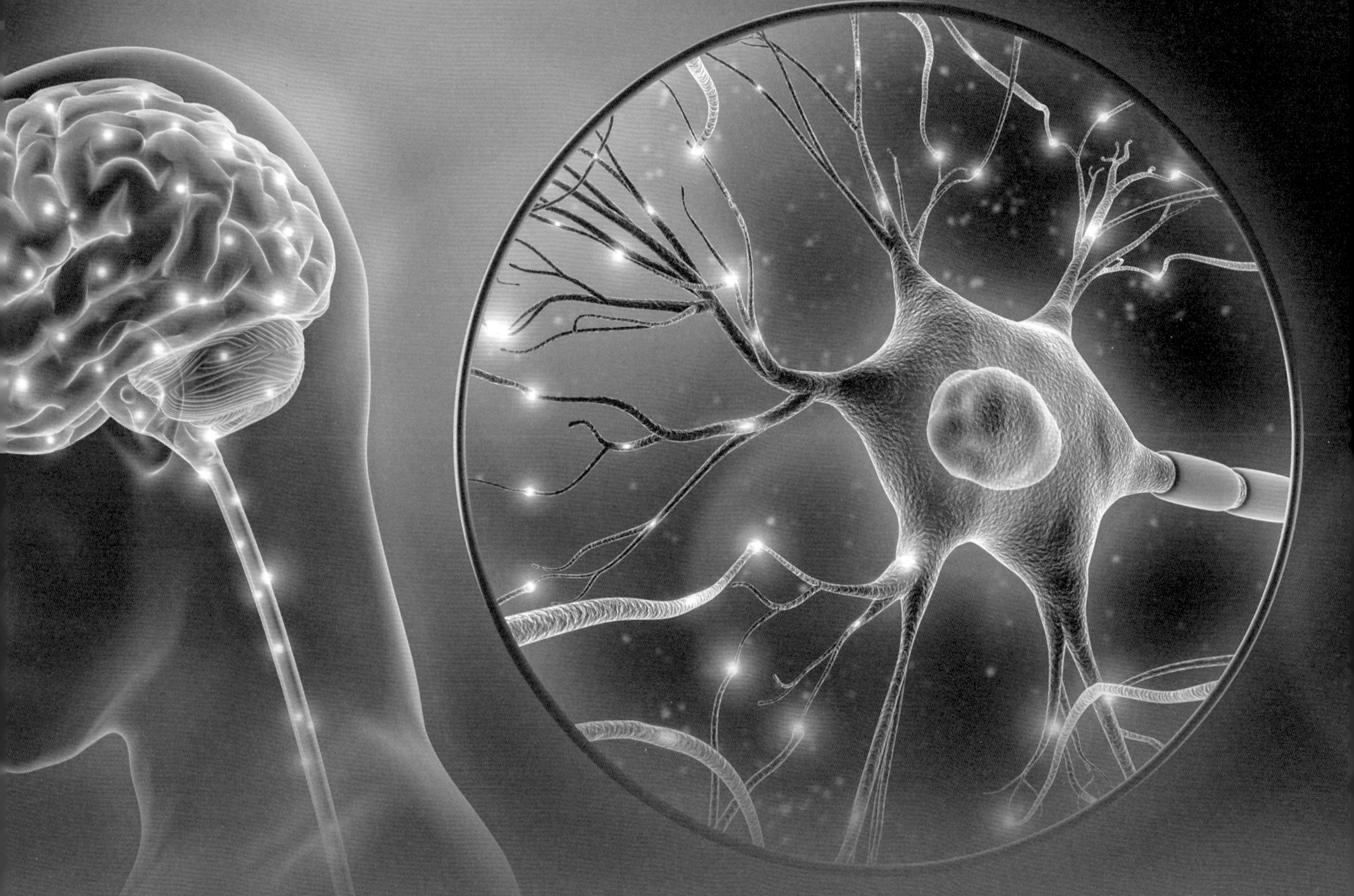

神经元和大脑

我们所有的体验、思考、选择、爱情、创造都是大脑里神经元电化学活动的最终结果。从这个意义上，可以说：你是谁、你做出怎样的选择，取决于此刻你大脑的神经元正在做什么。神经元决定着我们的思维和意识。

神经元是什么

神经元是一种多角形的细胞，中间是圆滚滚的细胞核，承载着生命体的遗传物质。细胞体的每个角都伸出长长的触手，与其他神经元的触手相连。这些触手叫树突或者轴突。触手的连接称为突触。

为什么要有这么多的触手和连接呢？因为大脑在本质上是一个信息处理器。神经元之间的连接越多，信息交流就越活跃，大脑信息处理的功能就越强。人类的大脑拥有 860 多亿个神经元，每个神经元都有自己的信号接收器（树突）、传送通道（轴突）和发射器（突触），单个神经元的突触数量可多达 15 万个，因此每时每刻都有数万亿个神经信号在我们大脑里飞奔。

神经连接——学习和遗忘是怎么回事

当我们学会了一项技能或者掌握了某种知识，并不是大脑里增加了神经元细胞，而是增加了神经细胞之间的连接——突触。这是人脑在进化中采用的最优策略。试想一下：如果学习会增加神经细胞，那么随着知识或者技能的增加，人的大脑就会越变越大。这对人类来说是一个非常大的累赘。而通过增加神经间的连接（“软件”），不增加神经细胞（“硬件”）的方法，很好地解决了单位资源有效、充分利用的问题。

可是，“软件”是可以“卸载”的。如果一项已经掌握的知识或者技能长期没有使用过，那么大脑中稳定的神经连接就会慢慢减弱，直到完全消失。这个过程叫作“遗忘”。

如果我们对一项技能或知识完全陌生，大脑里的神经元就没有任何这方面的连接。当我们不断重复训练或者尝试学习记忆，大脑里的一个个神经元就开始手牵着手，慢慢地尝试进行新的连接。训练次数越多，重复得越厉害，神经元的连接就越稳定，我们所掌握的本领就越牢固。所以，“勤能补拙是良训，一分辛苦一分才”。外科医生、钢琴家、奥运健儿，各行各业莫不如是。如果想成为专家，必定要付出大量艰辛的努力和汗水。

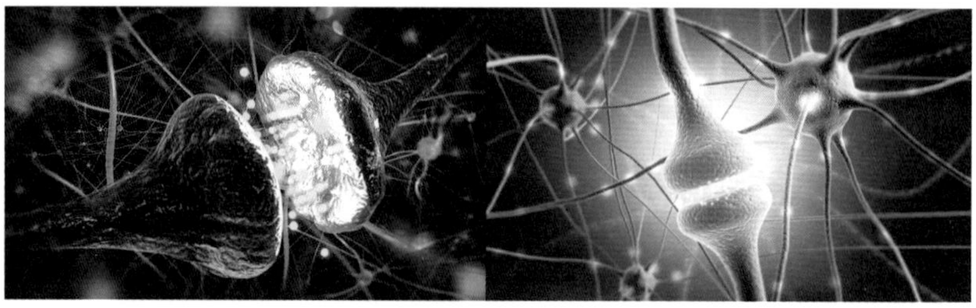

轴突末端膨大形成突触小体，直接与下一个神经元的树突相连，如此多个神经元首尾相连，形成复杂的神经元网络。

神经网络——大脑如何做选择

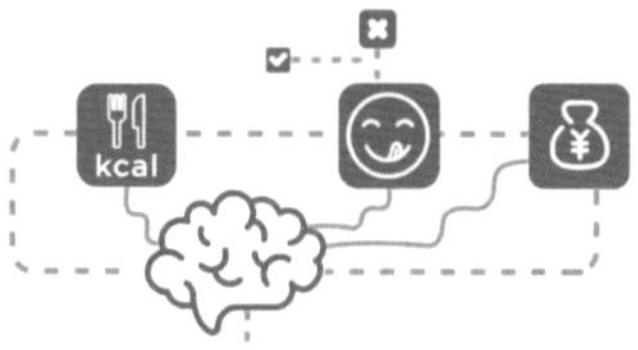

明天几点起床？午饭吃什么？今天穿哪件衣服好看？周末是学习还是去公园玩？在我们选择的时候，大脑中正在发生什么？

神经元并不会单独行动，无数神经元首尾相连组成了神经连接，无数的神经连接进一步组合形成了复杂的神经网络。有关人类决策的科学观察发现，大脑是由若干个互相抗衡的神经网络组成的。每套网络都有自己的观点和看法。在判断周末是加班学习还是出去玩的时候，有的神经网络会从知识积累的长远角度建议你学习；有的神经网络会从劳逸结合的角度建议你出去玩；还有的神经网络会从节省体力的角度建议你继续睡觉！你的大脑就像一个神经元的议会，互相竞争的政党争夺着国家的掌控权。

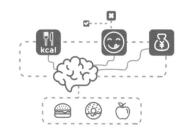

“心想事成”正确吗

“心想事成”“专心致志”“心有灵犀”这些古人传下的成语让我们一直有一种错觉，即心脏是产生意识的器官。可是，现代脑科学研究表明，大脑才是产生意识的器官。当大脑发生变化时（受伤或被切除），人的性格、价值观、宗教信仰都可能发生改变。如果大脑损伤严重，患者可能产生幻觉甚至失去意识，转入昏迷。从根本上说，心脏只是一个泵血器官，并没有产生意识的物质基础——数以亿万计的神经元。

可是，为什么古人觉得思考和情绪是从心脏发出的呢？因为心脏是受神经系统支配最敏感的器官。心脏跳动的节律非常符合人类情绪的变化。比如：兴奋紧张的时候，心脏跳得特别快；放松的时候，心脏又会跳得比较慢；非常愤怒的时候，心脏特别难受甚至会停跳。所以非常容易让人误以为，心脏就是和情绪和思考密切联系的器官。直到 150 年前现代神经科学诞生才明确了思考的真正器官是大脑，而且心脏也是受神经系统控制的。

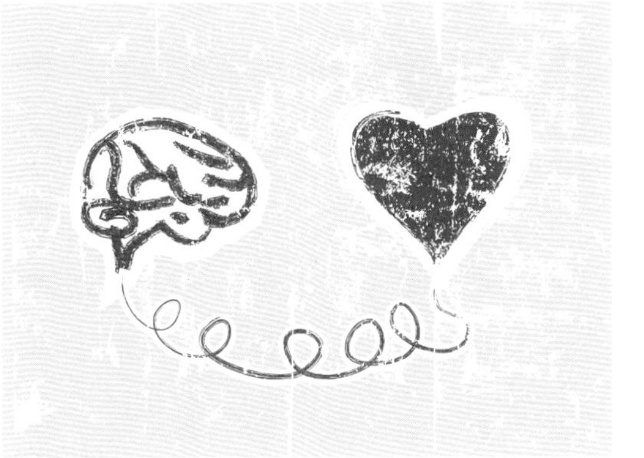

大脑中的冲突持续不断，带来的结果就是我们自己和自己争吵，自己骗自己，到底谁在和谁说话呢？其实都是我们，只是我们的不同部分罢了。

由此可见，我们在生活中的思维、情感和决策都是大脑中神经网络工作的结果，我们想把自己变成学霸或专家，其实是在培养一个成熟的神经网络。

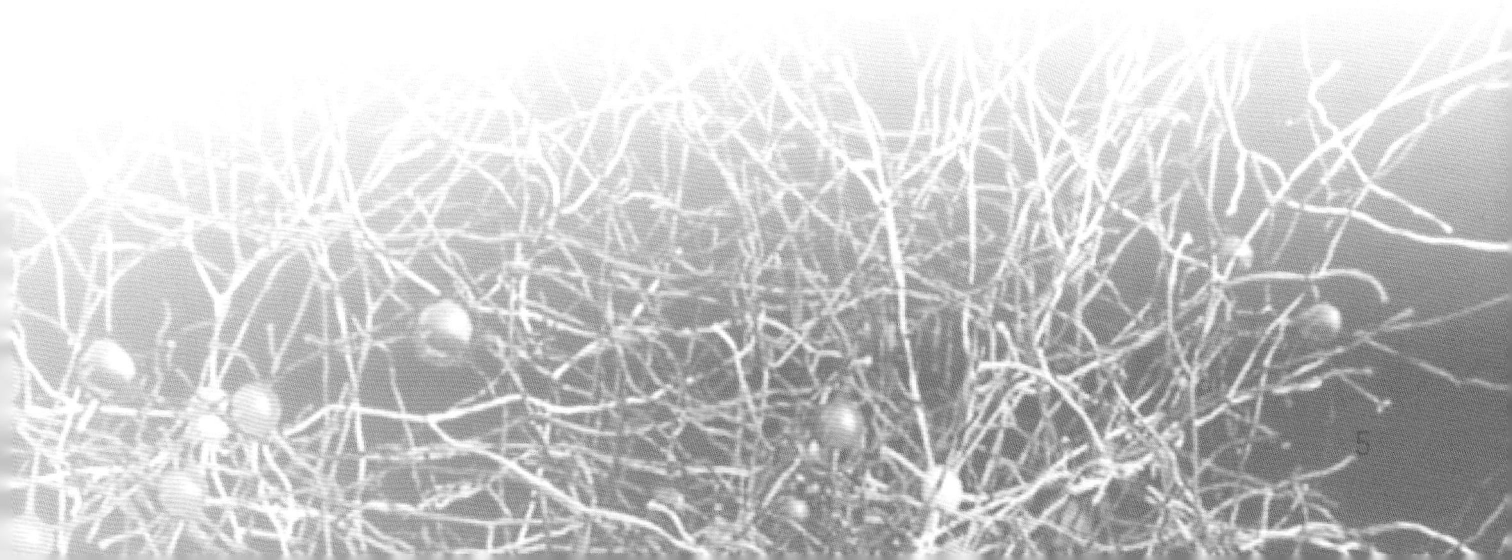

做一做

制作神经元黏土模型

知识介绍

神经元具有四个基本的部分：神经元细胞体、树突、轴突和突触末梢。树突与细胞体连接，并将信息传递给细胞体。细胞体由细胞核和其他细胞器组成，以保持神经元结构完整和正常运作。连接细胞体的轴突将信息从细胞体中传出。轴突的末端形成了突触末梢，用于储存化学神经递质。

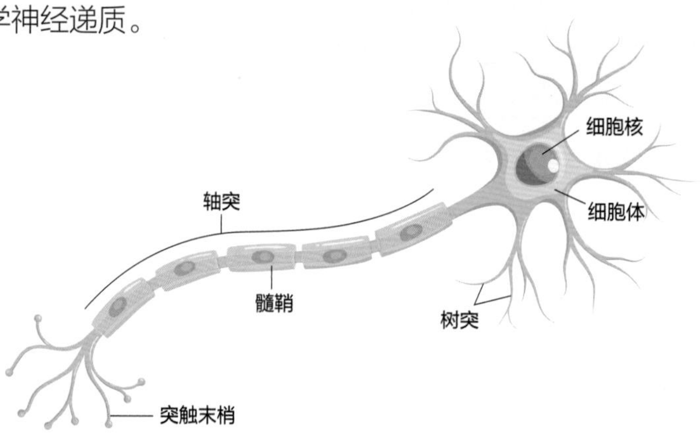

实验材料

准备四种不同颜色的橡皮泥。

实验步骤

1. 用不同颜色的橡皮泥代表神经元的不同部分。

2. 将其中一种颜色的橡皮泥揉成直径约两厘米大小的椭圆形，然后将其压平，代表神经元的细胞体。

3. 在细胞体上使用第二种颜色的橡皮泥，用它代表树突。

4. 将第三种颜色的橡皮泥揉成细条，并将这些部分连接到细胞体上，用该部分代表神经元的轴突。

5. 将少量的第四种颜色的橡皮泥按压在轴突的尾端，代表的是轴突的突触末梢。

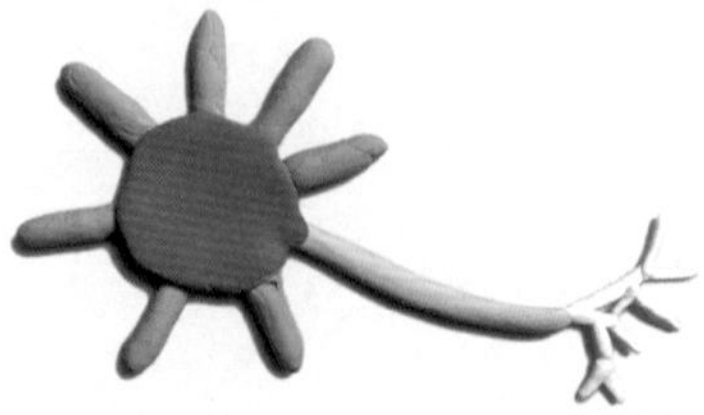

各司其职的大脑分区

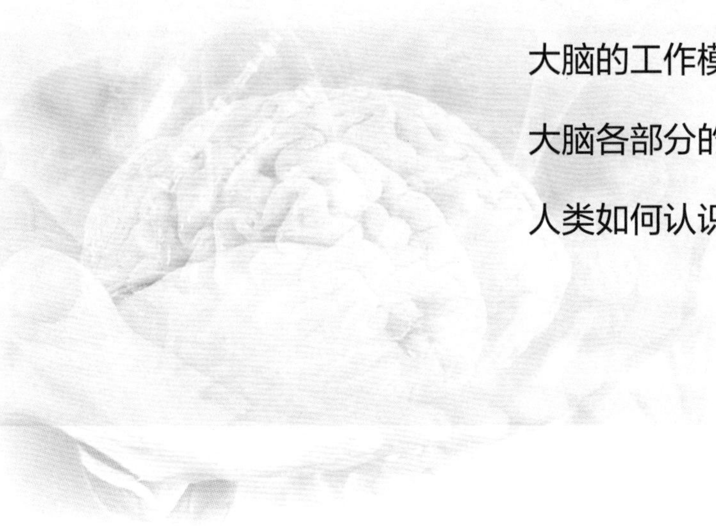

你将了解：

大脑的工作模式

大脑各部分的功能

人类如何认识大脑

大脑不仅是我们感受世界和思考问题的器官，它还时时刻刻在管理我们的身体。我们的每一个决定、每一次看见、每一次呼吸和心跳，其实都是大脑在管理。可以说，每秒钟大脑都有数以万计的任务需要完成，是真正的“日理万机”。可是，由一个个神经细胞组成的大脑是如何实现多任务共同完成的呢？

分工与合作——大脑里的办公室

大脑里的神经细胞并不是只做一件事，而是互相分工。承担同一任务的神经细胞组合在一起，形成了大脑的分区。每个分区都负责不同的工作。就像办公室一样，神经细胞就是办公室的工作人员。有的分区负责运动，有的负责感觉，有的负责语言表达，而有的负责听觉。如果某一个分

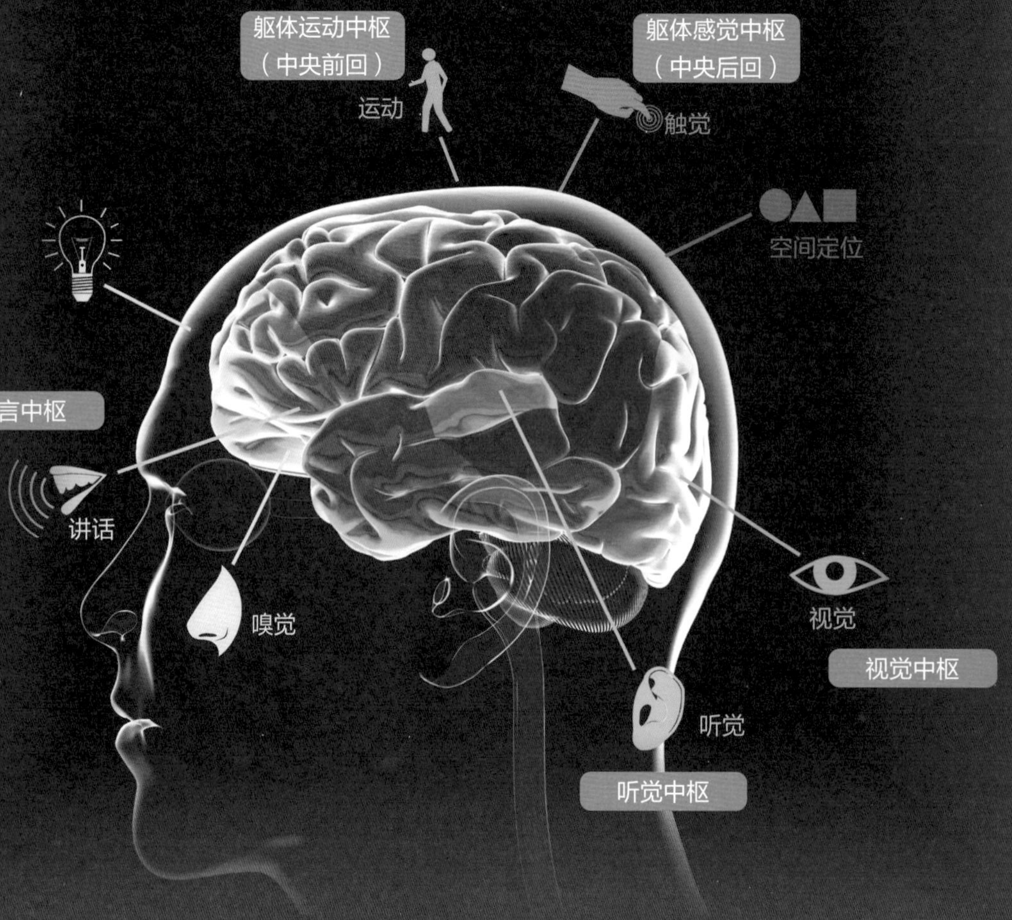

区因为受伤或者疾病被破坏，那么相应的功能就会丧失。

虽然大脑的不同分区行使不同的功能，但它们之间却不是独立的，而是构成了一个统一的整体。这一点有点像四川的九宫格火锅，不同的格子行使不同的功能：中间温度最高的用来涮肉，旁边温度稍低的可以用来烫菜，边缘温度更低的格子可以用来焖煮。我们大脑皮层的工作模式也是一样的，不同分区的大脑皮层行使不同的功能。九宫格火锅表面的油虽不相通，可是锅底的汤却是相通的。同样，大脑皮层各分区虽行使不一样的功能，可是都通过皮层底下的白质相联系，这样就构成了一个互相协调、统一的工作整体。

大脑皮层是一个位于大脑表面的 2~4 毫米厚的细胞层。它表面有一些凹陷和凸出，被称为沟回。越高等的动物，脑中的沟回越多，大脑皮层的表面积越大。大脑皮层是神经系统中最高级的部分。

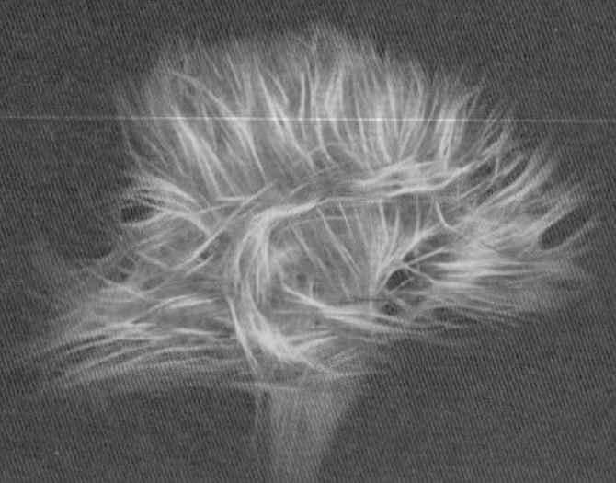
磁共振显示的脑白质系统

神经元的轴突和包裹轴突的髓鞘构成了神经纤维。各种不同功能的神经纤维在大脑内聚集形成了白质。由于神经纤维表面的髓鞘含有类脂质，色泽亮白，故称白质。

大脑各部分的功能

大脑分为两个半球，两个半球基本对称，中间由胼胝体相连。执行同样工作任务的神经细胞组成了行使不同功能任务的大脑分区。不同的大脑分区进一步组合形成大脑不同的脑叶。每个脑叶都是相互连通的一块大脑皮层区域。

大脑半球表面布满沟回，几个重要的脑沟将大脑皮层分为额叶、顶叶、枕叶和颞叶。每个脑叶的功能见下图。

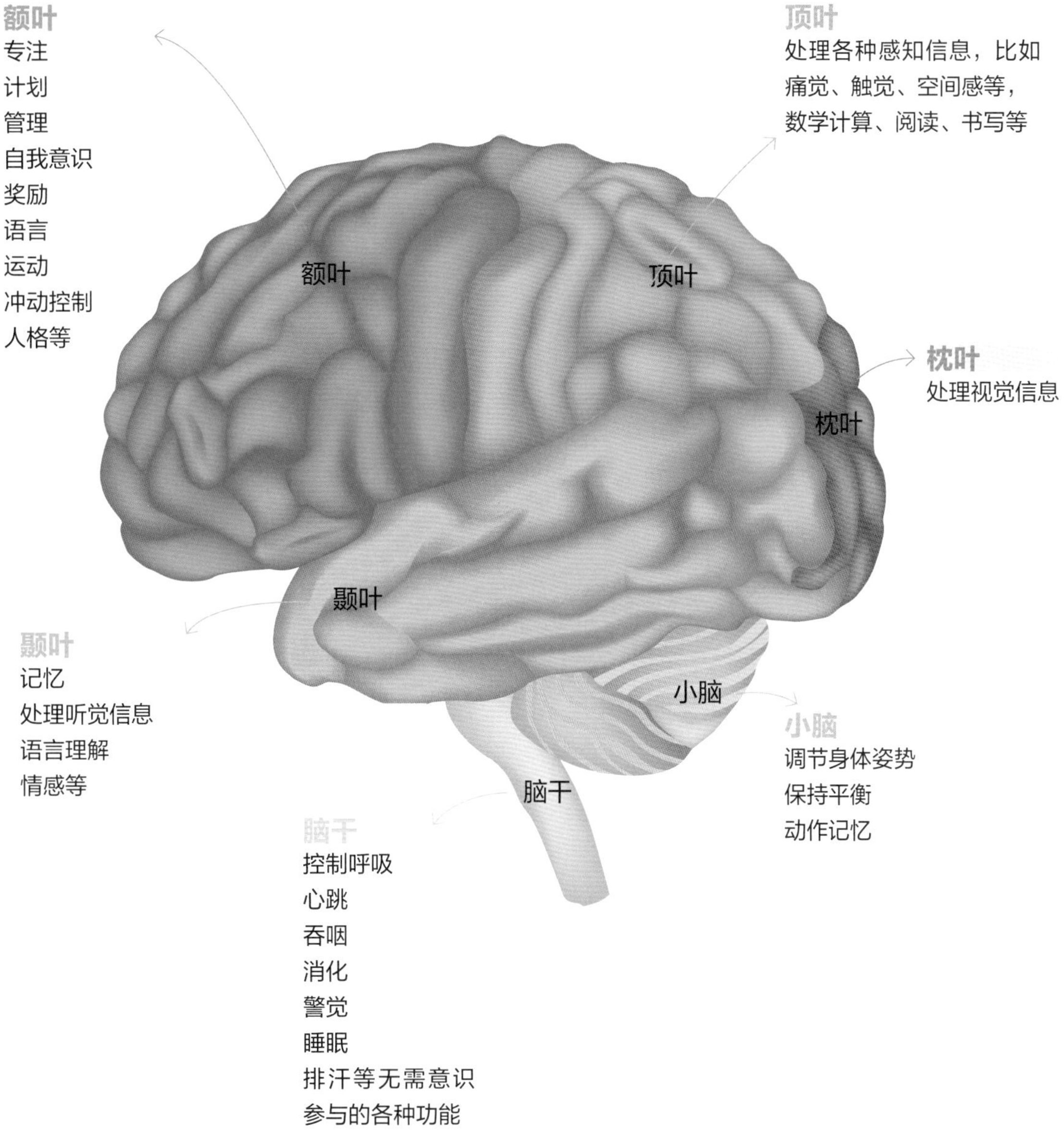

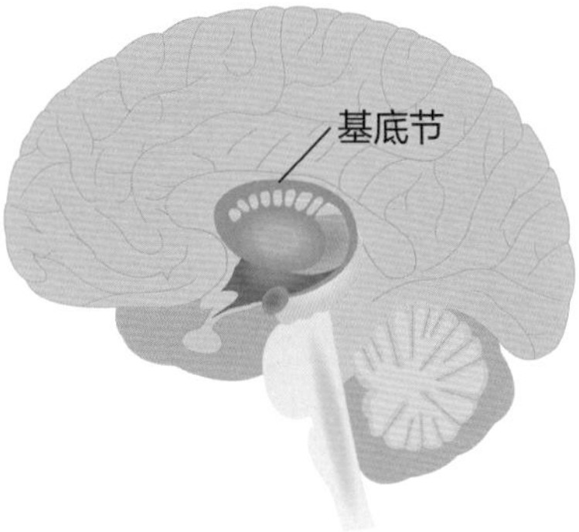

但脑叶并不是大脑半球的全部，在半球的内侧区域还藏有大脑的边缘系统和基底节。我们的各种情绪，包括快乐和痛苦的感觉，甚至记忆的形成都和边缘系统相关。而基底节则与运动调节以及思维调控有密切的关系。著名的帕金森综合征、强迫症和抑郁症都和基底节病变有关。

在大脑的后部有一块比较大、又有点像“菜花”的结构，叫作小脑。小脑是人类大脑的“运动能手”，掌控着我们的运动能力，帮助我们维持身体的平衡和保持身体的姿势。我们在进行跑步、走路、打羽毛球、瑜伽等运动的时候，动作是否做得到位，扣球姿势是否准确，跑步会不会摔倒，都是由小脑在控制。

在大脑和小脑的下方，有大量的神经组织连接着大脑、小脑和脊髓，这部分脑组织叫作脑干。它主要起着承上启下的作用，一方面把大脑的指令传递给脊髓等周围神经系统，另一方面将周围神经系统所搜集的触觉、痛觉等信号反向传递给大脑，是重要的“信号中转站”。同时脑干也控制着重要的基础生命功能，包括心跳、呼吸、吞咽、咳嗽等。人类每天不靠闹钟也能自然觉醒，靠的也是脑干的功能。如果脑干受伤，自然觉醒的功能消失，患者无法苏醒，就有可能变成“植物人”。

人类如何认识大脑

一直以来，大脑对人类而言都是一个神秘未知的世界。它深深地藏在颅骨之中，很难被发现和认识。所以，早期所有的科学研究都是利用死者的大脑进行解剖学的研究。可是，大脑在活着的时候是如何工作的？这一直是一个谜。直到 20 世纪早期，德国精神病学家汉斯 · 博格发明了世界上第一台脑电图监测仪（Electroencephalogram, EEG），它能够监测活体大脑的神经电活动。到了 20 世纪后半叶，科学技术突飞猛进，出现了一大批可以观测活体大脑的技术。包括：电子计算机断层扫描技术（Computerized Tomography, CT），磁共振技术（Magnetic Resonance Imaging, MRI），正电子发射断层成像技术（Positron Emission Tomography, PET）等等。同时

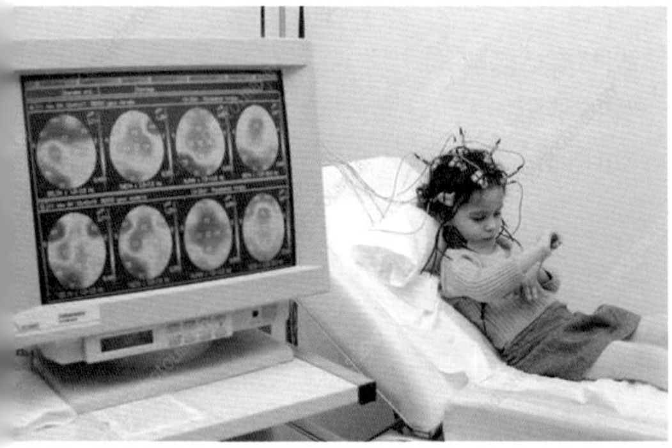
使用脑电图监测大脑的神经电活动

实验心理学在这一时期也获得了重大发展。多学科的共同进步及配合为解开大脑之谜提供了可靠的办法。

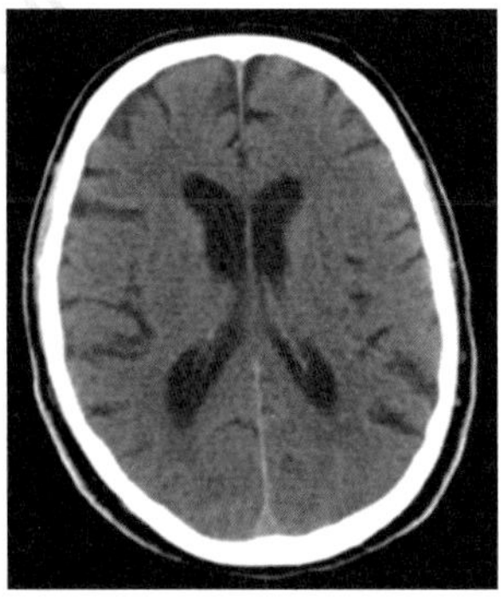

CT 显示的大脑横切面

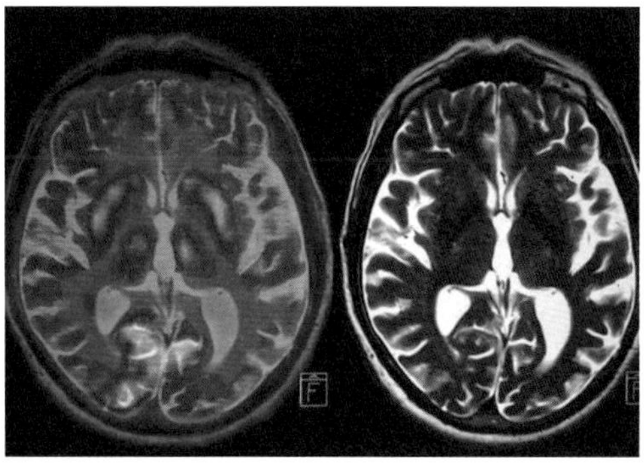

MRI 显示的大脑横切面

脑电波背后的英雄

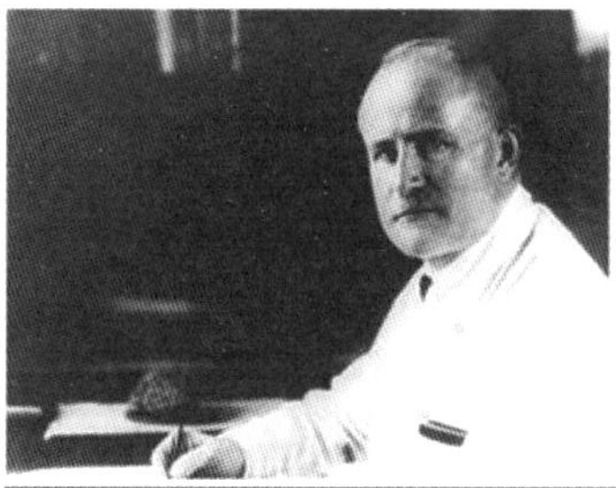

20 世纪 20 年代，汉斯 · 伯格（Hans Berger）首次记录下人类的脑电图

1924 年，测量脑电还是一个不为人所知的偏门领域，德国医生汉斯 · 伯格只能背着人，偷偷藏在地下室里做研究。他甚至用上了当时的黑科技悬丝检流计法，但仍未捕捉到仅有手机电池万分之一的脑电信号。一个偶然机会，伯格遇到了一名头骨缺失的士兵，其脑电信号比正常人强得多。受其启发，伯格改进了技术，他将测量仪器另一端的银箔贴在一位患者的头皮上，观察到当病人进行思考活动或者有了某些情绪变化时，仪器上显示的电压也会产生相应变化，首次证实了人类脑电活动，并由此发展出了脑电图（EEG）技术。虽然汉斯 · 伯格的成就在有生之年没被认可，但其价值却在持续发挥。脑电图后来被广泛应用于医学诊断，如神经系统疾病、颅脑损伤、脑炎、脑肿瘤等，这一发现拯救了无数人的生命。

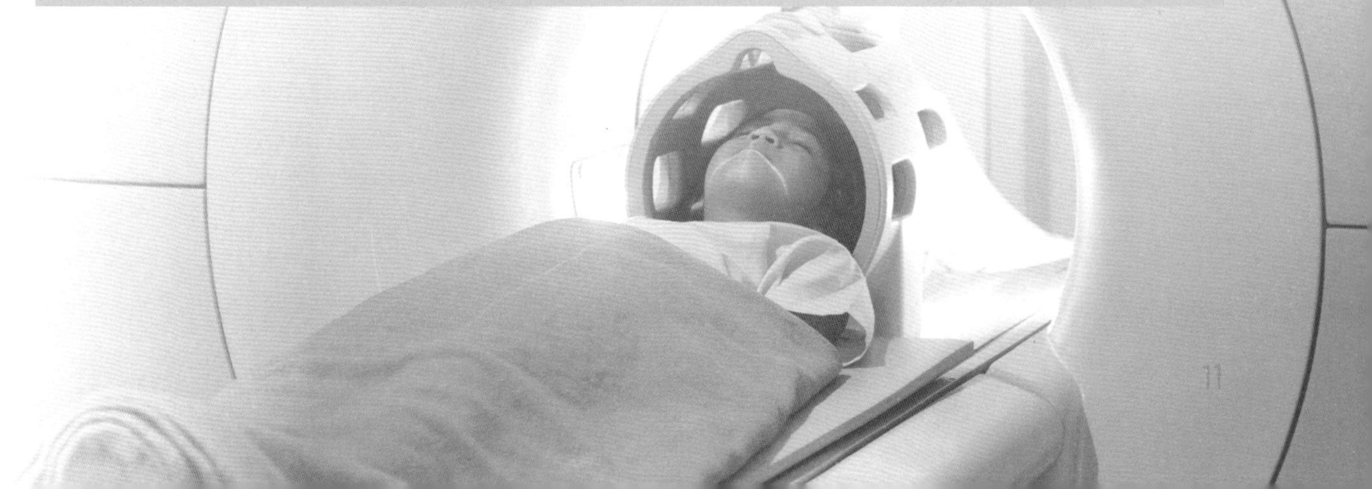

婴儿的大脑是一张白纸吗

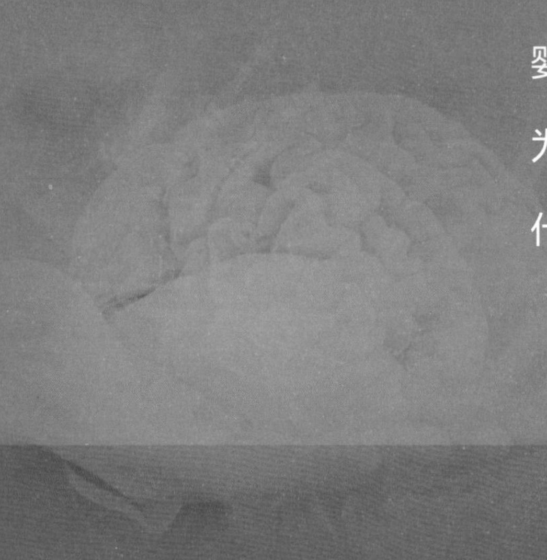

你将了解：

婴儿的大脑是否从诞生起就自带功能

为什么说父母是宝宝大脑的雕塑师

什么样的养育环境有助于孩子大脑的发育

小黄医生说脑：胎儿能记住妈妈的味道吗

许多人认为，当婴儿呱呱坠地时，其大脑是懵懂无知的，需要从零开始灌输知识。但是脑科学研究表明，婴儿出生时，大脑并不是一张白纸，许多功能都已经准备就绪。比如：婴儿具备学习任何语言的能力。刚出生的宝宝就可以分辨出中文、英语等不同语言的差异，并且可以根据语言信号作出不同的估算。这些估算在所有语言中都是共通的。这就是婴儿可以学习任何语言的原因。在出生后 6~12 个月里，婴儿才开始逐渐丧失感知语言差异的能力。

这就是“学外语越早越好”的理论基础。

大脑比我们快一步

在婴儿出生之前，大脑就已经诞生 8 个多月了。大脑在受孕后 4 周开始发育，只需要 1~2 周的时间就可以形成前脑、中脑、

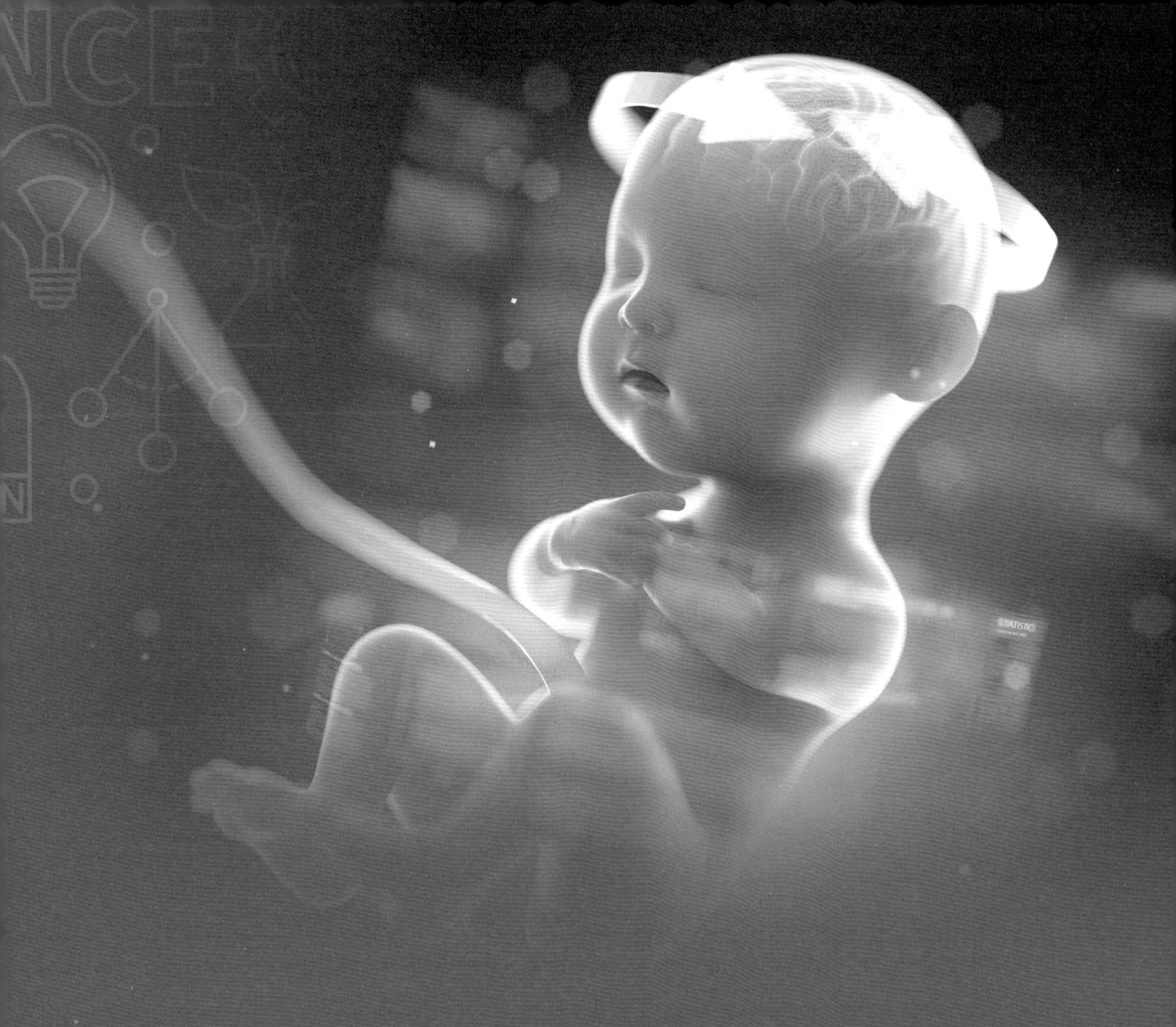

后脑的基本结构。这一阶段一定要保持良好的孕育环境。孕妇在胎儿发育的最初几周里，最好不要有太大压力，保证良好的饮食，远离香烟、酒精和其他有害物质。

在接下来的 6 个月里，大脑需要完成接近 1000 亿个神经细胞和数亿个辅助细胞的发育（每分钟形成约 25 万个新的细胞，每秒钟形成约 180 万个新的神经连接）。这是一个大工程，需要大量的物质和能量。比如叶酸和维生素 B，如果摄入不足可能会导致出生后的畸形（如脊柱裂、无脑儿等）。

在婴儿出生后，大脑依然在飞速成长。两岁宝宝的大脑神经连接数量超过 100 万亿个，是成年人的两倍。然而，3~5 岁以后大脑神经连接的数量并不是继续增加，而是持续减少！这意味着如果这些神经连接的功能不使用的话，未开发和未利用的神经连接会被大脑全部修剪掉。

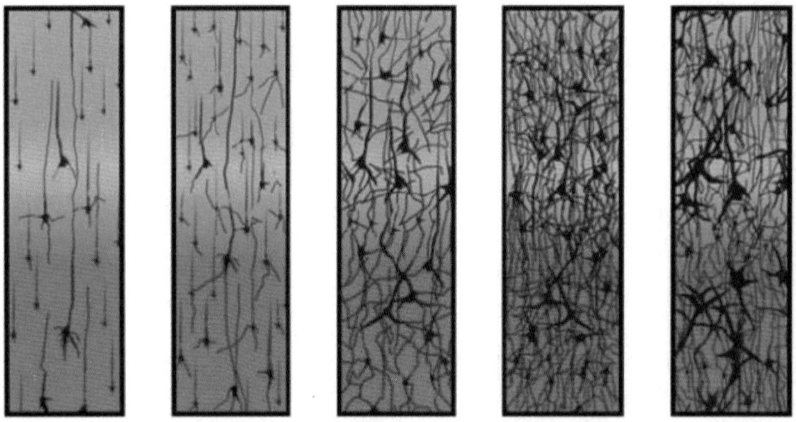

出生至成年人脑内突触数量的变化

大量研究显示：新生儿从出生到3岁，大脑中的突触（一种神经连接）数量迅速增加，至10岁左右突触数量开始修剪，但大脑的容量始终持续增加直到14岁。

想一想

为什么婴幼儿都是大头娃娃？

事实表明人类身体发育的速度没有跟上大脑发育的速度。这其实是一个非常聪明的发育策略，只有先长大脑，才会有足够的时间去学习新技能，去适应新环境。至于身体上的不足，暂时没有关系，因为有爸爸妈妈来帮助他们完成。相比其他物种，人类的幼崽是最需要照顾的，这全是为了给大脑生长创造机会。所以爸爸妈妈们应该给小朋友们更多的关爱。

父母和老师是孩子大脑的雕塑师

为什么人的技能和知识在增加，而大脑的神经连接却在减少呢？因为对于大脑来说，学习技能大多数情况下并不是新增神经连接，而是加强神经连接。对于没用的神经连接，大脑采取用进废退的办法，把它们全部删除掉。因此，从这个意义上来说，教育的本质并不是在白纸上书写内容，而更像是在粗坯上雕塑大脑。所以父母对孩子的影响和引导，在孩子的一生中是非常重要的。“龙生龙，凤生凤，老鼠的儿子会打洞”，每个父母和老师都是孩子大脑的雕塑师。

到儿童6岁的时候，大脑重量已经可以达到成年人的95%。这个时期的孩子们开始理解自

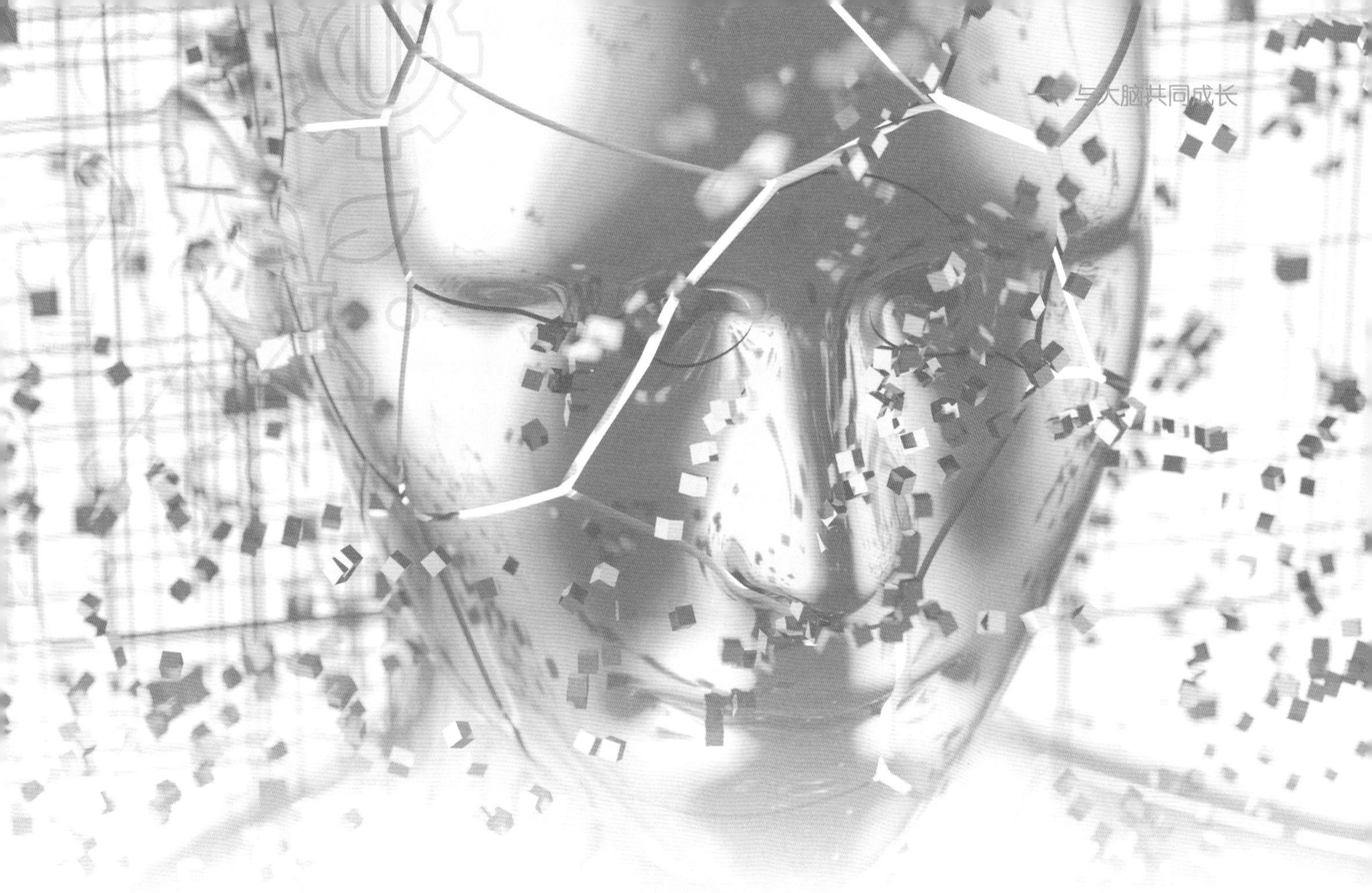

己的思维过程，也开始信任他人。他们的大脑继续发育，继续在他们的世界中形成和打破神经连接，直到青春期如约而至。

父母应该营造什么样的环境来促进大脑的成长

1. 爱和陪伴的环境

大脑发育所需要的环境总的来说要满足两点：第一是安全，第二是具有刺激性。达尔文早在 1871 年就提出：如果一只兔子被囚禁在一个空荡荡的笼子中，它的大脑要比在大自然中成长的同类小 15% ~ 30%。相反，如果动物在一个丰富且富有变化的环境中生长，比如：一个放满了玩具的大笼子，并有其他动物一起玩耍，那么它们的大脑就会长得更大一些，神经细胞之间的连接也会更多一些。

如果儿童在早期的发育阶段，遭受严重忽视，他的大脑会比同龄人小，并且在今后的生活中会出现智力、语言和精细动作的能力缺陷，也容易产生冲动行为。研究表明，在 2 岁以前就

大脑的确需要学习的刺激，才能够更好地发育，但是过度的刺激反而不利于大脑的发育。比如：大大小小的早教补习班，很多只是父母为了寻求心安。其实孩子的天性是做游戏，只要有小伙伴一起玩，能接触到外界，特别是自然界的刺激，大脑就可以正常发育，不需要拔苗助长。

被领养的孤儿，在领养后的智商可以达到正常值。而在 2 到 6 岁才被领养的孤儿，智商最多只能达到正常值 80%。所以对于孩子来说，最好的老师就是他们的父母、玩伴和玩具。

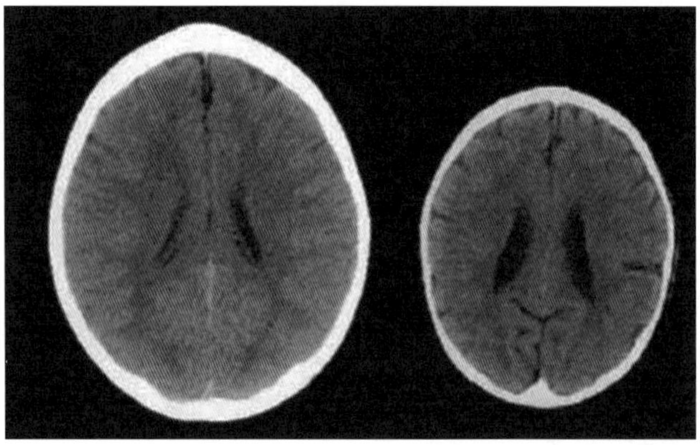

正常儿童大脑　　被严重忽略 / 遗弃的儿童大脑

右图是一个被严重忽略 / 遗弃的三岁儿童大脑的扫描图，左图作为对比，显示了一个具有正常发育大脑的同龄儿童的大脑扫描图。与正常发育的同龄儿童相比，被严重忽略 / 遗弃儿童的大脑体积明显减少，脑室（黑色部分，脑腔）更大。此外，由于大脑皮层的萎缩，脑回之间缝隙增大（B.D.Perry,2002）。

被遗弃男孩贾斯丁的故事

美国的儿童精神病医生布鲁斯・佩里曾经描述过这样一个典型的被遗弃的病例。男孩叫贾斯丁，当他还是个婴儿的时候，父母双亡，无人抚养。一名养狗的饲养员把它当作宠物一样抚养起来。这位饲养员把他放在狗笼子里，喂他食物，也给他换干净的尿布，但是几乎不和他说话，也不拥抱他或和他玩耍。他 6 岁时被发现，并送入医院。此时，贾斯丁既不会说话，也不会走路，还向工作人员投掷粪便。磁共振扫描显示他的大脑非常小，严重脑萎缩，就像阿尔茨海默症患者的大脑一样。后来一个领养家庭为他提供了各种刺激的环境，他开始全面发育并在 8 岁时进入幼儿园。

小黄医生说脑：大脑的成长环境很重要

2. 丰富母语的环境

母语的环境对大脑发育起到十分重要的作用。欧洲曾经有一名国王，他相信“上帝的语言”是最重要的。如果孩子听不到母语，“上帝的语言”就会自发地出现。所以他下令在彻底安静的环境中养育数十名儿童。然而，上帝的语言并没有在这些孩子身上显现，导致这些儿童根本不会说话，而且有些孩子在很小的时候就死去了。第二次世界大战期间，一些孤儿被收容在人员极少的孤儿院。这些孤儿很少与他人进行身体和精神上的交流，他们的死亡率达到30%。就算存活下来，也有各种心理疾病。可见，与周围环境的良好互动，不仅是大脑正常发育的绝对条件，也是生命存活的重要条件。

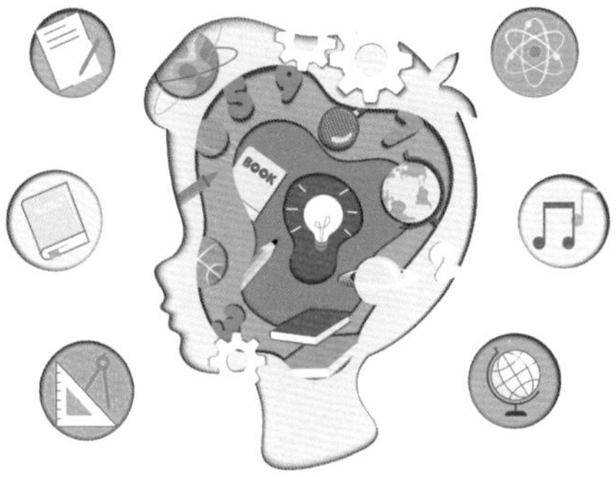

“启蒙”的英语单词是“enlighten”，意为“点亮”。

3. 主动学习的环境

孩子的大脑并不是白纸，许多功能早已准备好，只不过他们的大脑还是暗的，他们自己并不知道自己喜欢什么、对什么敏感。父母要做的是通过启蒙教育向孩子大脑投射出一束束光，让孩子发现自有的无穷宝藏。

所以，要想唤醒孩子的大脑，就要少灌输知识，多提问题，诱导孩子主动探索知识。儿童大脑中的神经连接，只有在主动学习的时候，才会被点亮。

想一想

1. 为什么说学习语言越早越好？
2. 被动学习和主动学习相比，哪个更有利于大脑的成长？为什么？
3. 小朋友喜欢交朋友值得鼓励吗？为什么？

青少年“中二”大脑的发育规律

你将了解：

青少年大脑的特点

为什么青少年容易冲动

怎样度过青春期才能让大脑更聪明

青少年为什么会叛逆、冲动，甚至“中二”？不要过多责怪他们，这是青少年时期大脑独特的发育规律决定的。

青少年大脑的特点

特点一：大脑跟不上身体的成长

前额叶皮层

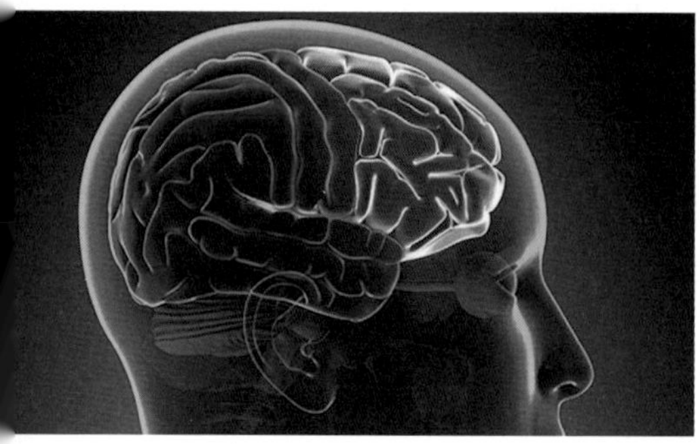

青少年时期，身体在迅速成长，而大脑的成长速度却相对慢了下来。尤其是大脑的前额叶皮层最后发育，却要主管人类的决策、行为和冲动抑制。这部分大脑男性要在 28 ~ 30 岁左右才能完全发育成熟，而女性 25 岁就长好了。所以说男人晚熟，特别是 18 岁以前容易冲动，中二居多。这也是“男人三十一枝花”的原因。因为男人在这个年龄随着背外侧前额叶皮层的成熟，多了一种迷人的成熟气质，褪去了年轻时候的青涩冲动，更加成熟稳重。

前额叶的功能

前额叶又称为“脑中之脑”，负责整个大脑与人的行为计划、决策与实施，它既与注意、记忆、问题解决等高级认知功能有密切关系，也与人格发展有密切关系。前额叶在人类进化上具有重大意义。发达的前额叶是高等动物的标志。人类大脑的前额叶占整个大脑皮层的 30%，黑猩猩为 20%，而猴子只有 10%。

如果人类的前额叶损伤，会产生以下症状：在性格上出现偏执、易怒和情绪波动，在行为上出现孤僻、任性或者荒诞。患者往往无法集中注意力观察和思考问题，也不能进行复杂的逻辑推理；既不能总结和汲取过去的经验教训，也不能规划和安排未来。

特点二：极强的可塑性和学习能力

虽然大脑成长的速度相对变慢，但青少年时期的大脑却拥有非常强的可塑性。这一阶段神经细胞数量增长不多，大脑主要通过加强神经细胞之间连接的复杂性，将自己快速锻造成一台高效处理器，从而促使青少年迅速长大成人。

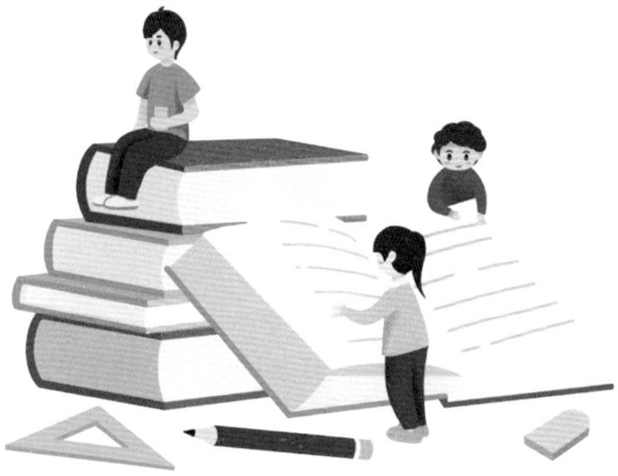

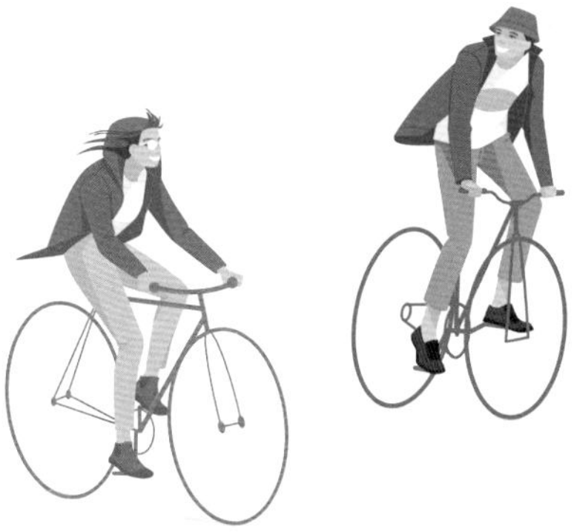

特点三：不稳定的神经系统和激素水平

青春期的大脑发生着强烈的变化，因此也带来了大脑的不稳定因素——容易产生各种心理问题。大约有 75% 的心理健康问题，比如抑郁、焦虑、进食障碍和精神分裂等，都出现在青春期。所以，青春期可能是一个人一生中生理上最健康的时期，但同时也是一个人最有可能出现心理健康问题的时期。

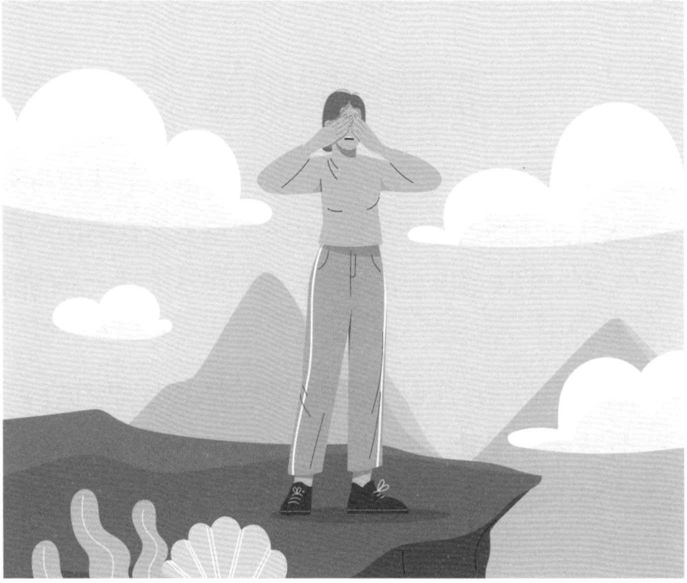

另一方面，青春期的身体里血清素以及多巴胺水平降到最低。这两种神经激素都与兴奋度和快乐情绪有关。所以青少年在这个阶段容易感到不快乐和无聊，会迫切想要离开原来熟悉的环境，进入曾经不熟悉、不确定甚至充满不安全因素的广阔世界中，冒险和刺激才能使他们获得快乐。当然，不幸的是，性、毒品、摇滚、小说、踢球、冒险等，都会刺激他们身体中多巴胺的分泌，让他们感到更快乐，此时如果未能接受正确的引导，将产生各种心理和社会问题。

特点四：更讲“义气”的大脑

青春期的孩子更倾向于和义气相投的同龄伙伴在一起，而不再愿意和父母多沟通。青少年更多关注的是友情，而不是亲情。这是大脑和身体发育的需要。青春期的他们已经不再嗷嗷待哺

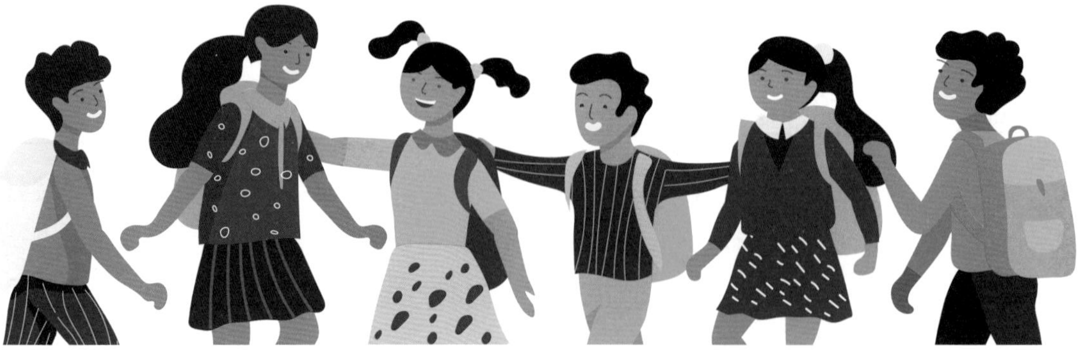

或者蹒跚学步，大脑发育的任务更多的是需要社会化。因此，青少年和朋友们一起学习、玩耍、互动，是因为大脑希望掌握更多的社会化技能，让青少年成为一个“真正的人”，能和社会做深度的融合，找到自己的理想和自己的归属，而不是成为一个待在家里的“聪明的动物”。所以，人在青少年时期与同伴隔离是有害的。在这个发育阶段，极端的社会孤立可能导致成年以后大脑的认知、社交和情感调节等技能出现困难。

怎样度过青春期才能让大脑更聪明

1. 重视营养

青春期作为大脑的快速发育期，需要大量的物质基础作为参与建设的材料。多补充优质的蛋白质（新鲜的鱼肉、鸡肉、牛奶）和各种维生素（特别是维生素 B 族元素）、卵磷脂显得非常重要。只有充足的营养供应才能保证大脑的成长和成熟。

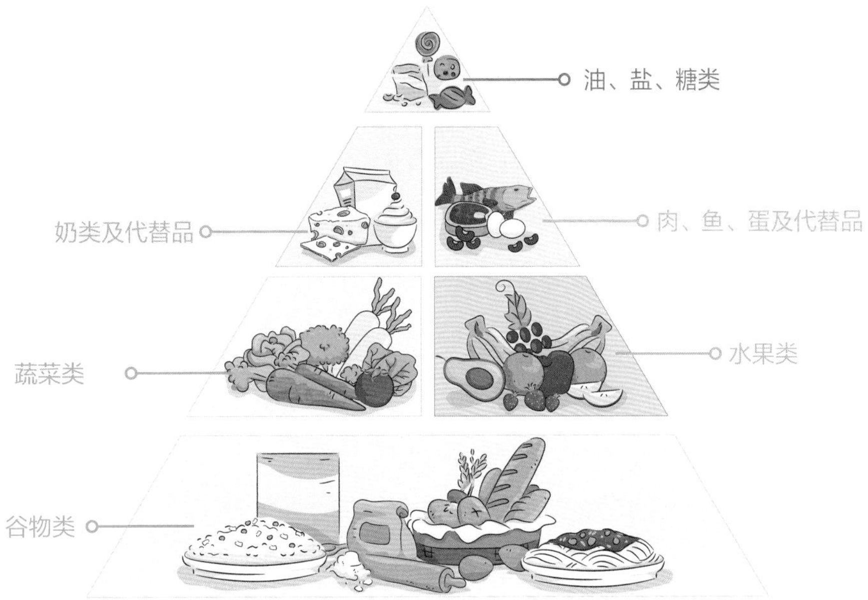

营养金字塔

2. 保证睡眠

睡眠保证身体长大，充足而规律的睡眠还有利于大脑分泌更多的多巴胺和血清素，让青少年感到更快乐，有利于大脑的成长。科学家通过计算得出了青少年每天所需的睡眠时间为 9.5 小

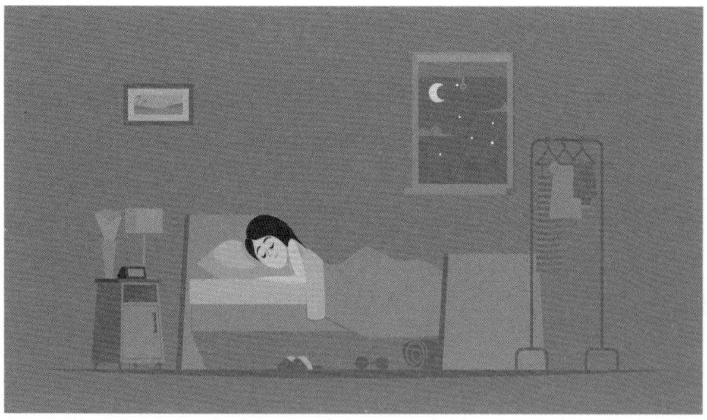
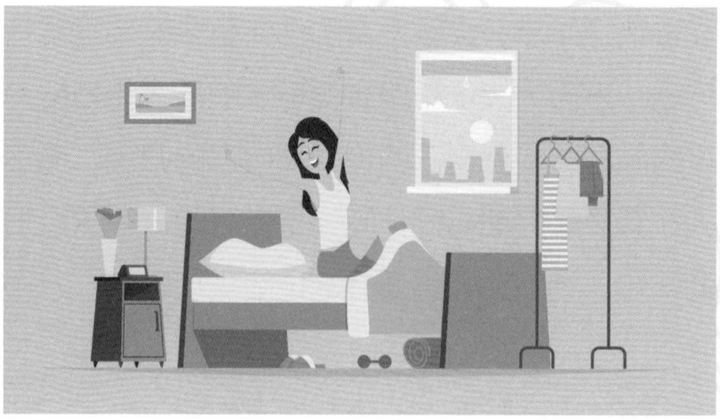

时（美国疾病控制和防御中心建议青少年每晚睡 8.5~9.5 小时）。但是，事实情况是大多数孩子每天的睡眠时间不足 6.5 小时，这会直接影响青少年大脑的正常发育。

3. 专注成长

青春期大脑可塑性很强，并拥有大量的能量，因此学习能力极强，但养成坏习惯的能力也很强。因此青少年朋友一定要有目的地将自己的兴趣爱好往正能量方向引导，读好书，健好身，专注于身心的成长。

4. 结交益友

社交也是青少年大脑发育的基本需求，就像吃饭睡觉一样要给予满足。但由于青少年大脑喜欢追求刺激，容易误入歧途，建议青少年朋友重视交友，并且要善于交“好朋友”“好伙伴”，借助榜样的力量，相互学习，健康成长。在成长的道路上，与谁同行非常重要。

想一想

1. 为什么青春期的我们经常感到迷茫和不自信？
2. 青春期的我们应该怎么交朋友，交怎样的朋友？

男生与女生的大脑有什么不同

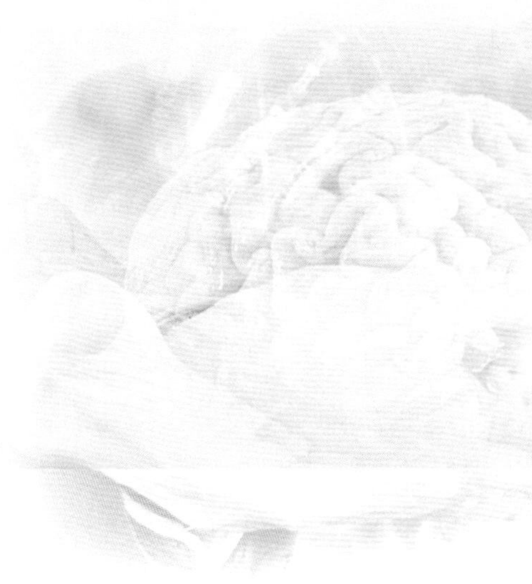

你将了解：

男生和女生的大脑是否有差别

为什么妈妈爱唠叨，爸爸爱看报

哪些因素决定了大脑的性别差异

男生与女生的大脑有差别吗？关于这个问题，一直存在着争议。《男人来自火星，女人来自金星》的作者约翰·格雷（John Gray）在书中提到：只有当男性和女性学会接受、尊重男女之间存在差别时，他们之间的爱情才会真实而长久。然而，《大脑的伟大神话》的作者克里斯蒂安·贾勒（Christian Jarrett）却认为：我们对大脑认知最大的错误就是认为男性和女性的大脑存在结构上的差异，并且认为这种与性别相关的差异会对我们的智力和性格产生影响。男女之间关于思维、情感、行为的真实差异究竟是与生俱来还是受后天影响而形成的？在本节中，我们将结合科学研究的数据揭示两性大脑的差异，并分析其对两性行为与思维方式形成的影响。

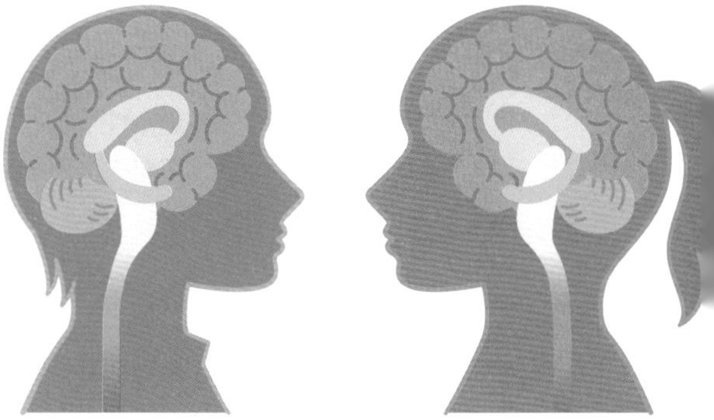

大脑体积：男性比女性大

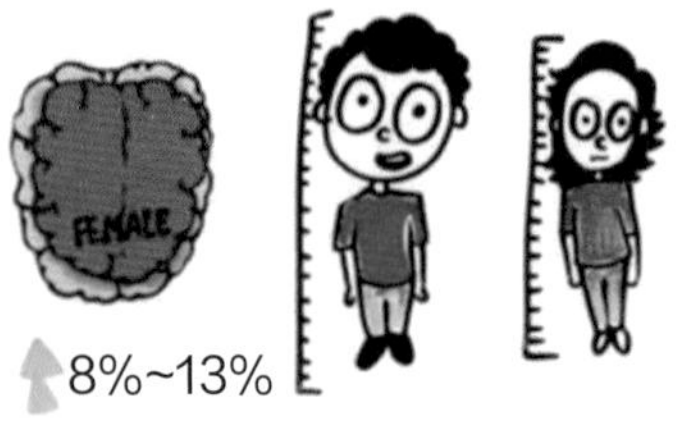

英国剑桥大学的研究人员整理了 1990 年至 2013 年间发表的 126 篇研究论文，发现男性的大脑容量总体上要比女性大 8% 到 13%。平均来说，男性在多项容量指标方面比女性拥有更高的绝对值，例如颅内空间（高 12%）、总体脑容量（高 11%）、灰质（高 9%）、白质（高 13%）。以及小脑（高 9%）等。男性的大脑平均重 1361 克，女性的大脑平均只有 1248 克。这正如男性的平均身高和体重均要大于女性一样。

想一想

大脑是不是越大越聪明？

爱因斯坦的大脑曾经被取出来研究，他的大脑容量和常人没有明显差异。蓝鲸的大脑体积是人类的 5 倍左右，但并没有发现蓝鲸比人类聪明。女人比男人的大脑相对来说要小，但是我们并没有发现男人比女人更聪明。亚洲人的脑容量会比欧洲人大，但是也不能说亚洲人比欧洲人更聪明。如果把时间追溯到几万年前，我们的祖先智人和同时期的另一人种——尼安特人相比较，尼安特人脑容量显著比智人大得多，但尼安特人已经被我们的祖先智人打败并灭绝了。

小黄医生说脑：我们的大脑比祖先小，是越来越笨吗

语言功能区：女性比男性大

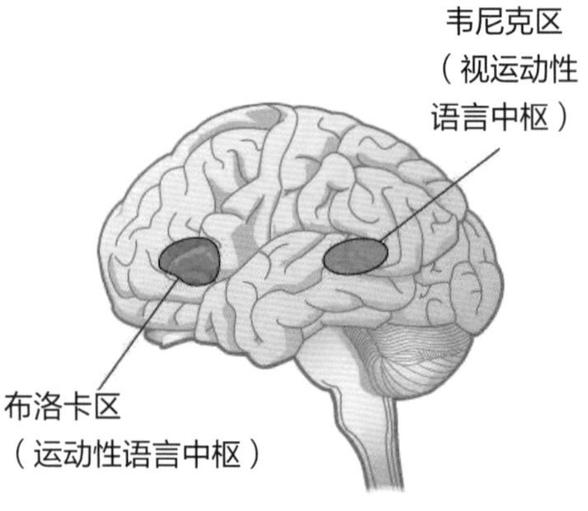

人类大脑皮层内的语言区

大脑里主管人类语言的脑区，叫作语言功能区。一般认为，语言功能区的范围大小和人类的语言能力显著相关。女性的语言功能区平均来说要比男性大 12%~20%。大多数女性的语言和文字理解能力都要比男性优秀。另一方面，发达的语言功能区让女性比男性更爱表达，所以妈妈总是爱唠叨。

边缘系统：女性更发达

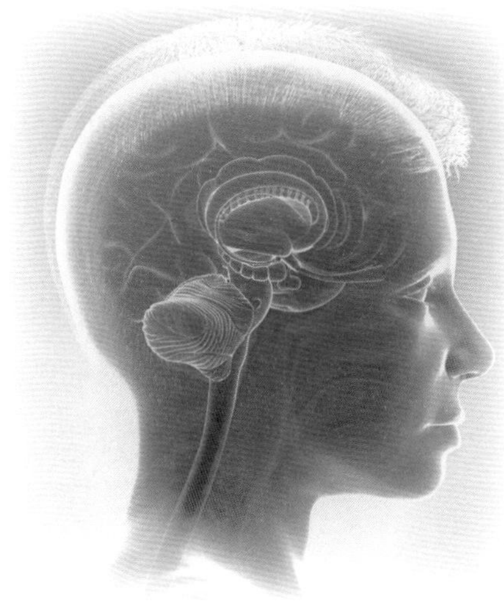

图中红色部分为大脑边缘系统

边缘系统是大脑的情绪中枢，负责情绪的感知、反应和调节。有学者甚至把边缘系统直接命名为“情绪脑”。一个人的边缘系统越发达，心思就越敏感。女性大脑的边缘系统更发达。这意味着大多数女性具有更强的感知他人情绪，识别他人心情的能力。所以女性的“直觉”更强。另一方面，这一优势相伴随的也有代价，因为太容易觉察到周围人的想法，在做决策的过程中，就会不自觉地考虑别人，给大脑带来更大的负担，大脑更容易疲劳。当大脑能量消耗过大的时候会引起失眠、情绪低落、食欲不振等。同时，对于外界大量的信息过度敏感，增加神经系统压力，影响健康，导致女性过度敏感，易焦虑。

女性大脑的特殊结构决定了共情能力更强

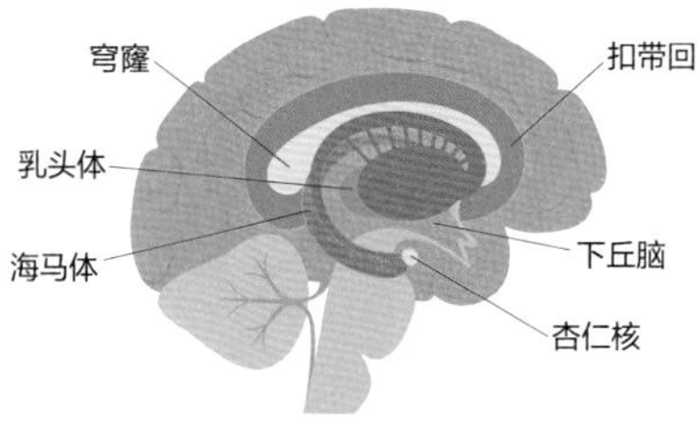

男性通常非常不理解为什么女性可以边看偶像剧，边哭得稀里哗啦的，仿佛比剧中人还要入戏。这是因为女性具有更强的共情能力，更容易对于剧中男女主角的喜怒哀乐感同身受。

女性的共情能力与两个因素密切相关。

一是女性大脑的边缘系统更发达。边缘系统是大脑的情绪中枢，它越发达，心思就越敏感。

二是女性大脑中的镜像神经元数量比男性更多，而镜像神经元与人的共情能力息息相关。

所以，对于女性而言，她们天生就具备感知他人情绪、识别他人心情的能力。

小黄医生说脑：女性是否具有更强的共情能力

大脑信息传递的方式：男女有差异

美国国家科学院院刊曾发表文章：观察了 949 个年轻人的大脑白质（神经纤维的区域，是大脑神经元互相之间的连接线），绘制了男性和女性大脑中的连接图谱，发现男性大脑的连接模式主要是大脑半球内部的互相连接，而女性大脑的连接模式主要是大脑两个半球互相之间的连接。

一般来说，大脑的左侧半球负责逻辑思维，而右侧半球负责直觉思维。因此，对于分析能力这种偏重单侧大脑半球的任务，男性会更有优势；而对于情感处理人际关系等涉及两个半球的任务时，女性会做得更好。

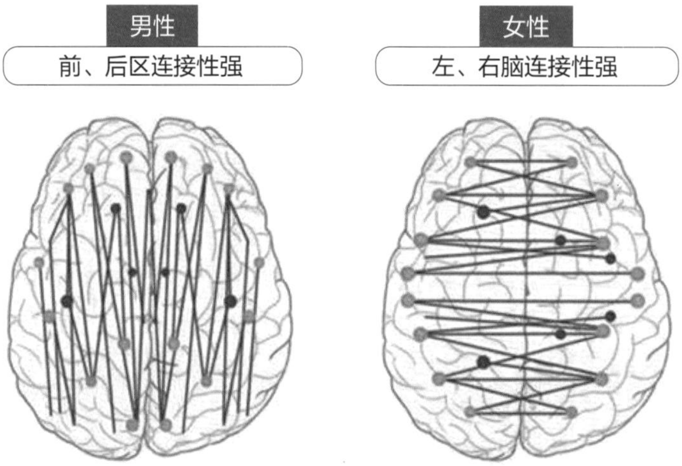

前额叶皮层发育速度：女性快于男性

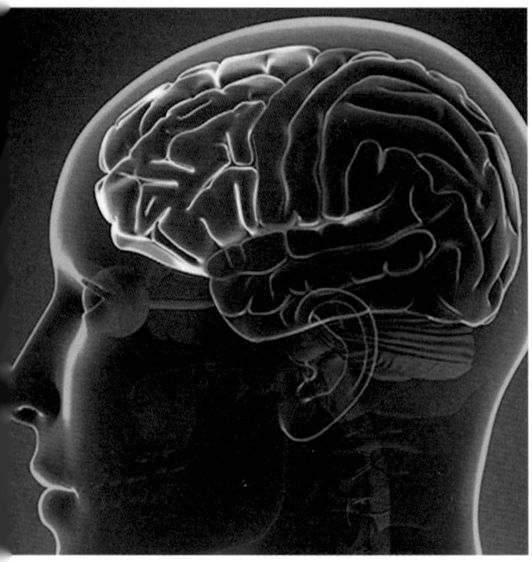
图中黄色部分为大脑前额叶

大脑的前额叶皮层是主管人类理性、计划和执行能力的重要结构。女性的大脑前额叶皮层一般在 18~20 岁就发育成熟，而男性大多需要在 25~28 岁以后才渐渐发育成熟。所以女性比男性要更加“早熟”。

关于男女大脑的差异一直存在争议。许多学者并不认同两性具有差异化的大脑。比如，美国芝加哥医学院神经科学家莉丝·埃利奥特教授的团队 2021 年在《神经科学与生物行为评论》杂志上发表了重磅文章，通过大脑核磁共振的研究，发现很少有可靠的研究能证实大脑存在性别差异。连同理心和情绪处理这样看起来女性更擅长的方面，在大脑功能上男女也差不多。

为什么不同的研究会得出不同的结论？因为科学的研究对象大多数是群体，而非个体。男女大脑的差异数据大多是“均值”。对于单个大脑来说，并不一定是典型的“男性脑”或者“女性脑”，但多数人的大脑在模糊的边缘地带。因此，科学家选择研究的对象不同，结果也会有所不同。

实际上，男女大脑没有本质性的差别，但在功能表现上确有差异，这其实可以从三个方面来理解：

第一，基因。基因虽然决定了大脑蛋白质的表达，但人的大脑是基因与环境共同决定的。基因虽然给我们的生命大戏提供了“人生剧本”，但基因并没有告诉我们具体要怎样“演出”，而这种“演出”的能力，来自我们对大脑的营养、教育的引导以及个人的努力和对机遇的把握。

第二，激素。激素在塑造男女大脑、思维与行为方式时会起到至关重要的作用。2022 年英国惠康桑格研究所在《自然》杂志发表论文：类固醇（即雄激素）会导致皮质祖细胞增殖增加和神经源池增加，从而影响大脑的结构发育，让男性可能拥有更大的大脑。这些发现揭示了雄激素在调节兴奋性神经元数量中的作用，并说明人类朝向了解大脑性别差异的起源迈出了重要的一步。

第三，环境。后天环境对于大脑具有极强的重塑性，尤其是我们所处的文化环境。不同文化对两性的认知会对正在发育的大脑造成深刻的影响，比如女性更爱红色、布娃娃，而男性更喜欢汽车、枪炮，等等。

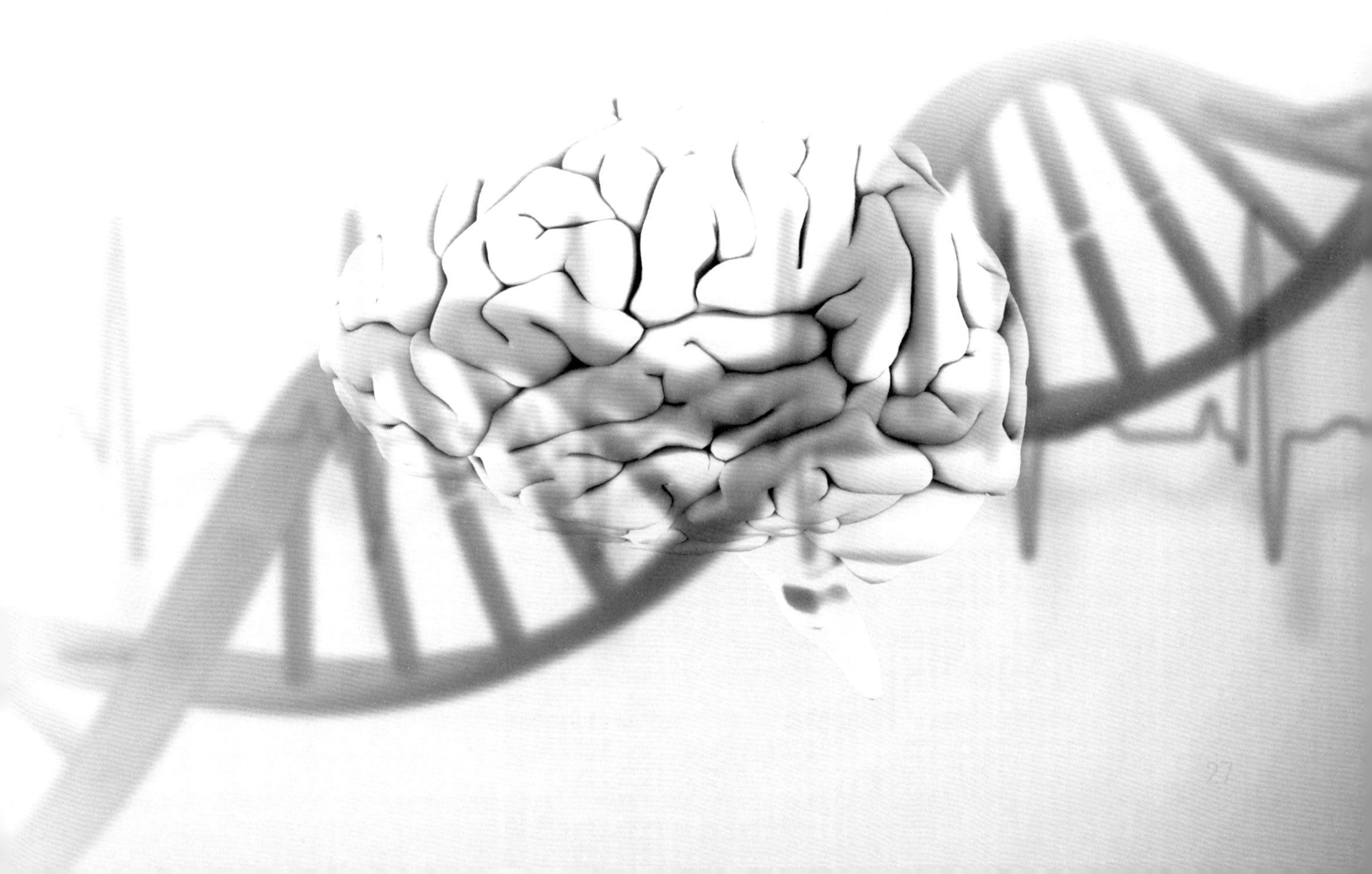

人类大脑的进化史

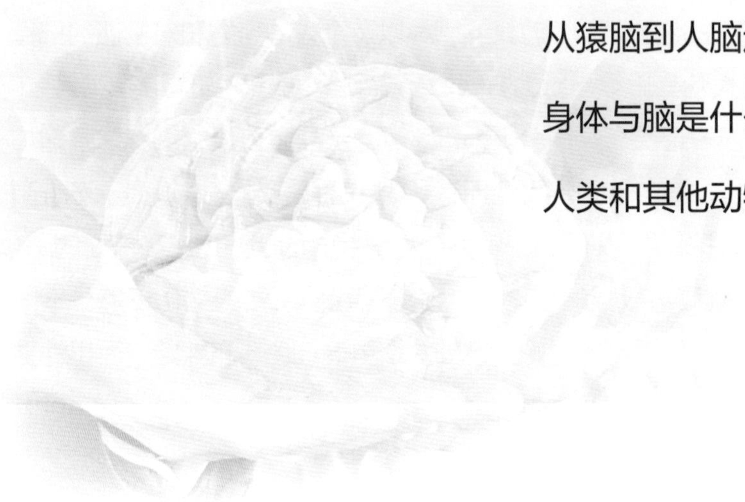

你将了解：

从猿脑到人脑进化的起因

身体与脑是什么关系

人类和其他动物在进化方向上有什么区别

自然万物种类繁多，唯有人类具备高等智慧。而人类智慧来自于聪明的大脑。毫无疑问，人脑是人类最宝贵的财富。现代科学认为，人类不是神创，而是自然进化来的。那么，人脑是怎样进化成为今天这样一个高级智慧工具的呢？

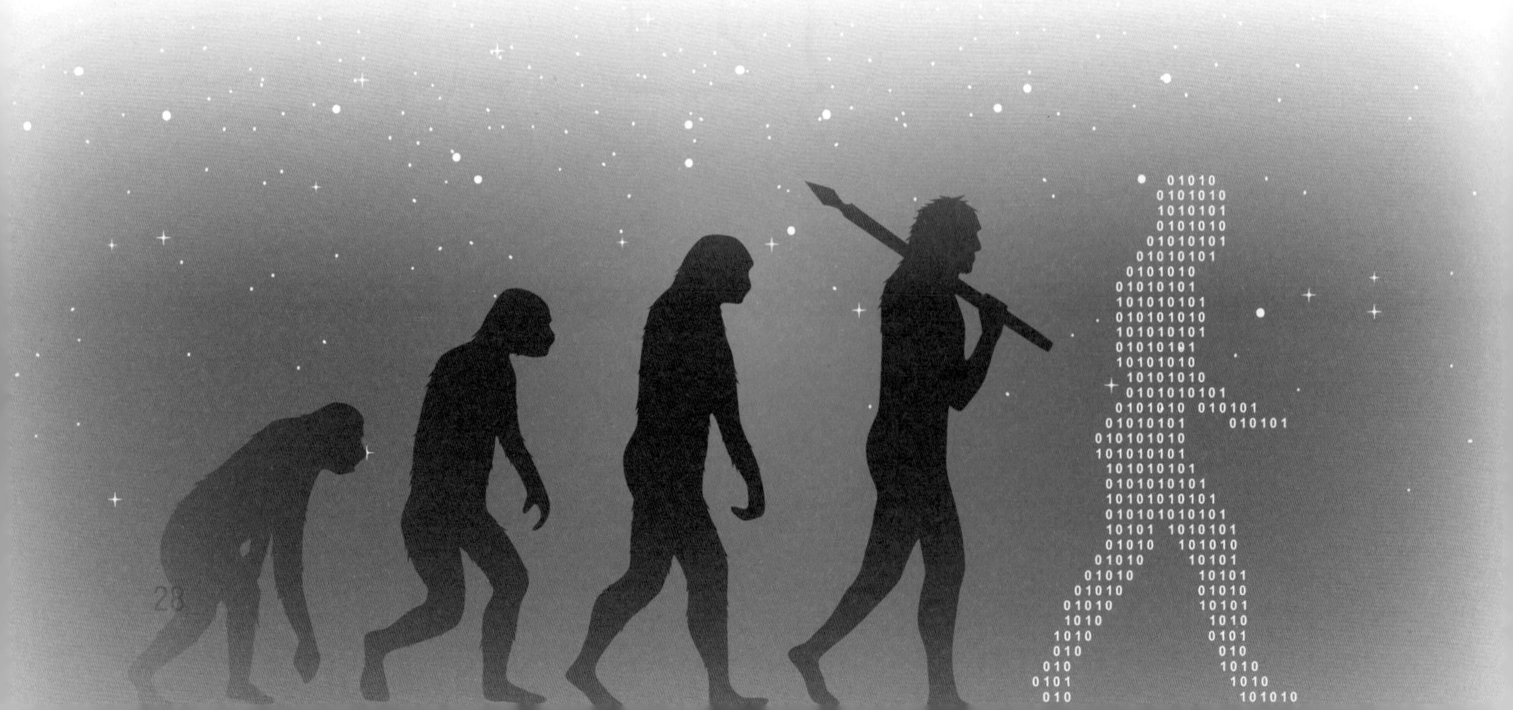

直立行走：人脑进化的起因

在从猿到人的进化途中，是什么原因让猿猴的大脑变成了人的大脑？距今约 450 万年前，东非大裂谷形成，使得本来在树上生存的古猿生存环境发生了剧烈变化。大量森林变成草原。树木和树上的“房子”都没有了。这就相当于猿猴被大自然强制“拆迁”了，还没有拿到“安置房”。猿猴们只能被迫下树。“拆迁户们”本来在树上的生存本领（攀爬、跳跃）在新的环境下都无法发挥作用，只能艰难地把原本屈曲的身体直立起来，这样在草原上才能看得更远，捕捉到更多的食物信息。这就进化出直立行走。

直立行走意外产生了另一个优势：长跑能力。科学家把人和猩猩一起放在跑步机上跑步，研究热量的消耗。发现人靠两足行走的步法比黑猩猩四肢行走的步法要节省 75% 的能量。这意味着如果吃一个苹果，猩猩能跑 200 米，人就能跑 800 米。长续航能力使得在草原上猎杀羚羊等食草类动物就成为可能。你可能会问：难道人类的祖先能跑过羚羊吗？其实，他们追杀羚羊靠的并不是速度优势，而是耐力优势，猿人们追上食草动物靠的就是两足长跑的续航能力。

在前 100 米猿人肯定跑不过羚羊，但食草动物就是 100~200 米内速度快，植物并不能给他们带来太多能量。但是猿人是站起来的，看得更远，只要盯着最慢的一只羚羊拼命跑，它要么被追得累死，要么就被撞死。只要一群羚羊里有一只被七八个猿人追捕成功，那么半个月的肉类食物就可以得到保证。随之而来的大量猎杀工具、追捕技巧的发明和火的使用，则使得猿人的营养有了进一步的改善。获得充足营养的猿人进一步发展了生物进化的奢侈品：大脑。

人类通过直立行走在草原获得了营养优势之后，在接下来的400多万年里飞速发展，脑容量一再升高：南方古猿 469 毫升，能人 710 毫升，北京猿人 1043 毫升，智人 1400~1600 毫升，一直到今天现代人稳定在 1400~1500 毫升。

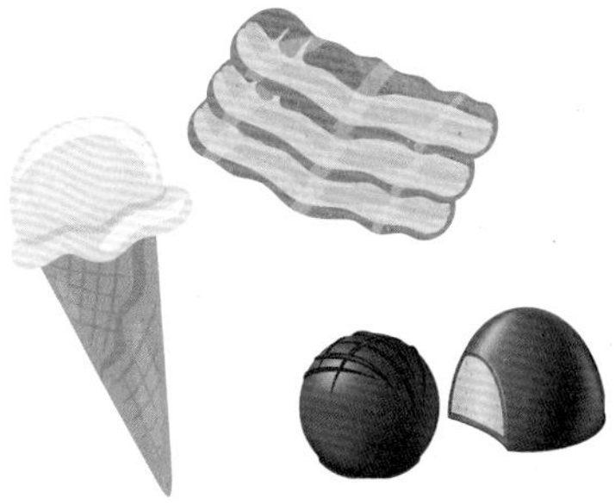

为什么人类喜欢吃高热量的食物？

冰淇淋、巧克力、蛋糕、红烧肉含有巨大的热量，但人们非常喜欢吃。进化的压力迫使大脑调整生存策略：短期进食就可以获得充足的能量进行长时间的奔袭。因此，吃高热量食物的时候，大脑会自动分泌大量多巴胺让我们感到快乐。

为什么我们喜欢小脸的异性？

电影明星脸都很小。美容上也有守住下颌线的讲法。但为什么我们会喜欢小脸的异性？在科学上怎么解释？下面从进化论的角度解释一下这个现象。

大概 240 万年前，猿人的基因发生突变，这个基因代号叫 MYH16，使得下颌咀嚼肌和下颌骨变小，却意外地给大脑更多的生存空间，使得猿人的脑容量迅速增大。脸小了，脑袋大了，猿人变得更聪明了。猩猩的脸和人的脸比较，人的脸是尖的，猩猩的脸是圆的。MYH16 基因也被认为是从猿到人进化的关键。所以小脸在进化上体现的是大脑进化的优势。我们的基因偏好和进化优秀的大脑在一起，这样才能使得我们的后代更聪明、更适应社会的发展。

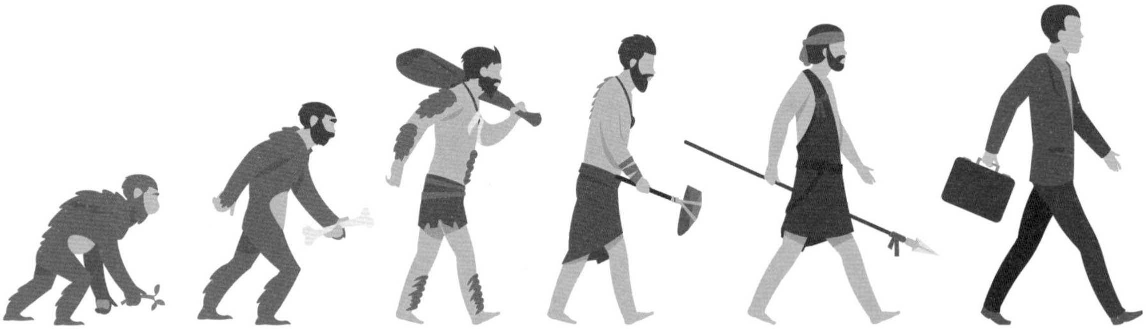

从猿到人，脸越来越小，头越来越大

信息压力骤增：大脑进化的动力

如果把我们的身体比作一台精密的机器，大脑就是指挥这台机器的“芯片”。只有更高阶的“芯片”才能指挥更高级的身体。反过来说，进化的身体也会倒逼着“芯片”进一步进化。

直立行走解放了双手，为了把猎人的工作做得更好，手开始进化做出更多复杂的动作，制作出更多精细的工具。比如挖树根、制作石刀、石斧来分割肉类等。越是精细化的动作越有益于开发脑部，古猿们的大脑被一步一步地开拓。

自从成为草原猎人，古猿的眼睛不断适应新的环境也出现相应进化，变得可以分辨出不同

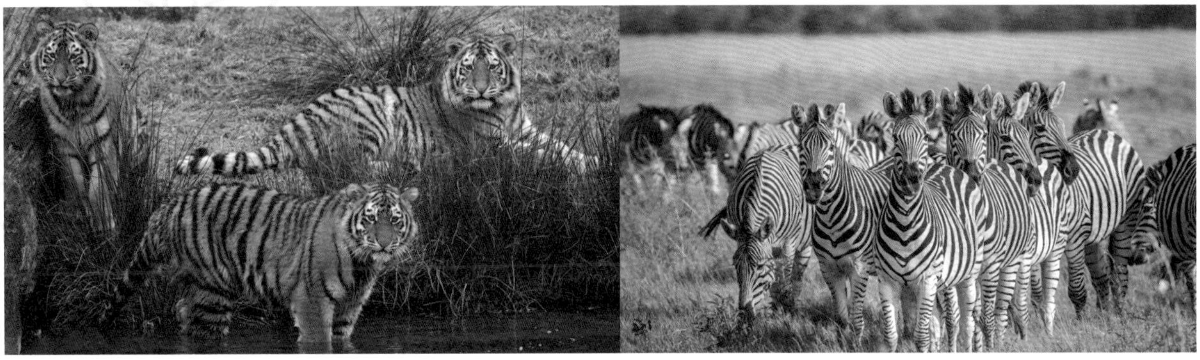

老虎和斑马的保护色

的颜色。人类可以将可见光解构成五颜六色。视力的大发展使猎人可以看得更远，抓捕得更精准。

手和眼睛的巨大飞跃让大脑的信息压力骤增，迫使大脑进一步进化成为更高阶的“芯片”，以便处理更多纷繁复杂的信息。

大多数食草类动物的眼睛只能分辨黑、白、灰三种颜色，这也是老虎、斑马等身上的花纹可以被称为保护色的原因。在人类的眼睛看来这根本不是保护色，但对于只能分辨黑白灰三色的动物来说，这是它们的眼睛无法分辨的保护色。

拇指对掌功能的脑科学机制

手是人体最美的器官之一，也是人类创造世界的工具。我们的双手可以灵活地做出各种动作。比如我们怎么拿苹果吃？大多数人是用拇指和手掌捏住苹果。猩猩怎么吃苹果？大多数猩猩吃苹果是双手握持，没用拇指，非常笨拙。别看拿苹果这个小小的动作，它却充分体现了进化的大脑对手的指挥。这叫拇指对掌功能。我国的手外科断指再植技术已经是世界先进水平。我们可以把断掉的大拇指重新接回去，甚至把大脚趾当成拇指接在手上以还原出一个完整的手。但是我们还是没法很好地还原拇指对掌完整功能，这是一个世界级的难题。因为人类对大脑控制大鱼际肌肉的具体机制还没有搞清楚。

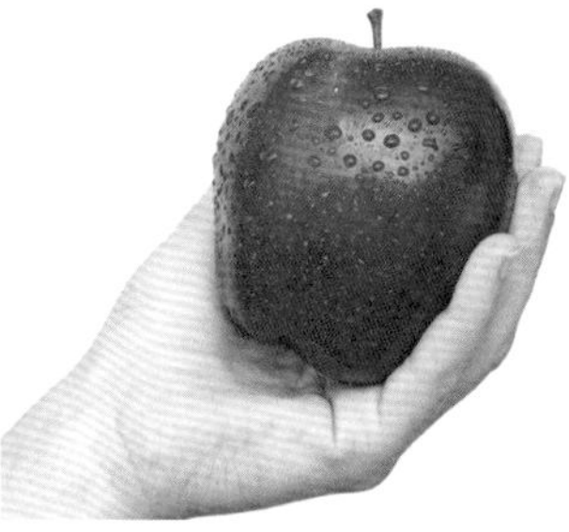

人类拿苹果手部特写

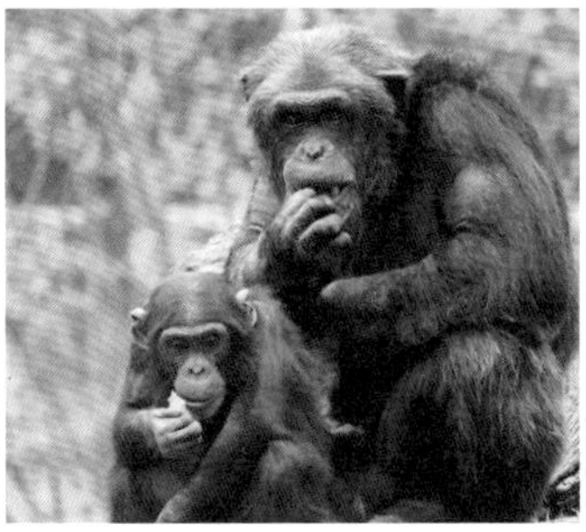

猩猩吃水果

如果你考试没考好，或者作业写不出来，千万不要自卑。只要你能吃苹果，比出OK的动作，你已经超越了地球上千千万万的物种，你的大脑已经很OK了。千万不要怪罪自己的大脑。

人脑就是超级外挂：人类进化的特殊方式

如何适应不断变化的自然环境，进化大脑还是进化身体？人和动物在进化上的差别到底是什么呢？人类物种进化的方向和其他物种似乎完全不一样。面对寒冷，动物进化出了厚厚的皮毛；面对危险，动物进化出了锋利的爪子、长长的獠牙。可是人类没有厚重的皮毛，没有锋利的爪子，更没有獠牙。

上天好像把所有的运气和福利都加给我们的大脑。然后大脑告诉你，你可以把别的动物的皮毛扒下来，穿在自己身上，你可以把地上的树枝捡起来削尖了，变成你的獠牙，变成你的爪子——只要你愿意，这个世界都可以为你而设计，这种不依赖身体进化而使用外挂加载的方式，就是人的进化方式！正是因为这种独特的进化方式，让人类站在了食物链的顶端，成为今天世界的主人。

想一想

1. 从人类大脑的进化我们能得到什么启示？
2. 锻炼双手的灵活程度是否有利于我们的大脑进化？
3. 为什么我们都喜欢吃高热量的食物？

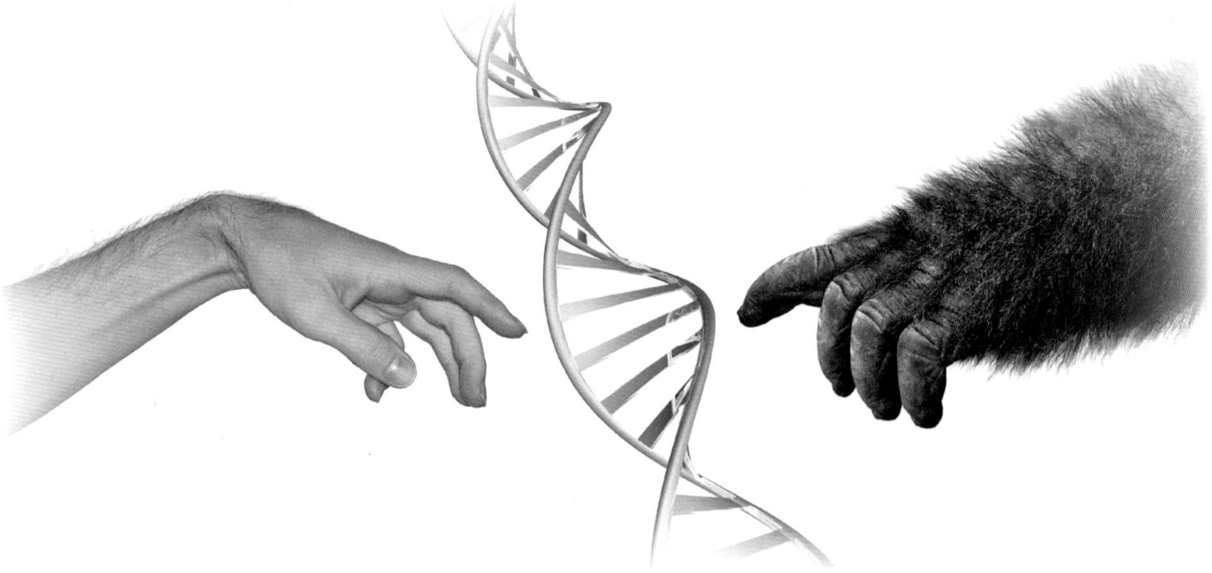

2

打造最强大脑

脑中之脑，成功的秘密在此

你将了解：

什么是脑中之脑

如何唤醒脑中之脑

为什么要明确写出“我的愿望”

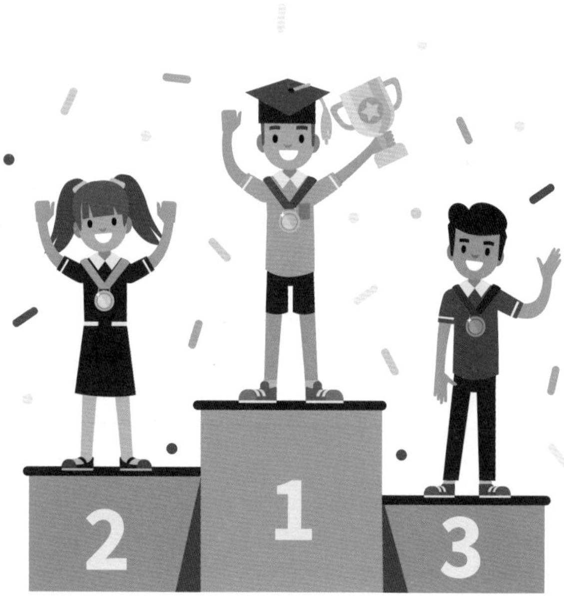

现代社会，几乎每个人都渴望成功，也在努力追求成功。仔细想一想，我们在用什么追求成功？无疑是我们的大脑。出谋划策、制定计划、付诸实践全靠它！

我们的大脑是宇宙中最强大的器官。要想追求成功，只要确保大脑处于最佳工作状态，并给它明确的指令，让它充分发挥潜能，成功便离我们不远了！可是，大脑里主管成功的脑回究竟藏在哪里？我们又如何与大脑展开对话，告诉大脑我们的愿望呢？

前额叶皮层是脑中之脑

大脑里主管拟定和执行计划的脑回，就藏在前额叶皮层之中。前额叶皮层又称为“脑中之脑”或者“行政脑”，位于人类的额头中。它在大脑中的地位就像公司的老板一样，帮大家定计划、做决策，并监督大家工作。

人脑的这一区域比其他任何动物都要发达。前额叶皮层占人类大脑的 30%，占黑猩猩大脑的 11%，占狗大脑的 7%，占猫大脑的 3%。前额叶皮层的功能主要是制定计划和控制冲动。所以猫和狗几乎没有计划，也不大会控制冲动。

有趣的是，在人类社会里，许多成功人士都显示出了比常人发达的前额叶皮层，表现为额头突出丰盈，就是相书上讲的“天庭饱满”。

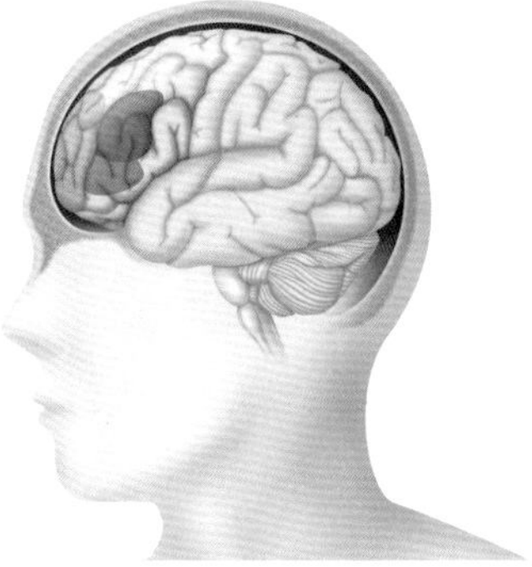

前额叶皮层

小黄医生说脑：想成功要激发前额叶

什么是天庭饱满？

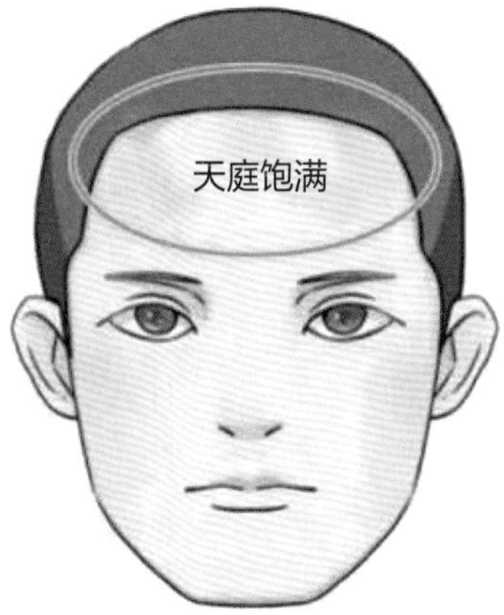

“天庭饱满做大官，地阁方圆掌实权。”天庭饱满是中国古代相书上常见的一句话，形容人额头突出、丰盈，寓意吉祥。天庭是中国古人对额头的代称。从科学角度解释，额头内对应的是大脑前额叶的位置。发达的额头所代表的是体积较大或者较发达的大脑前额叶。作为脑中之脑，前额叶在人类计划、执行方面确有重要作用，许多成功人士都显示出了比常人发达的前额叶皮层，表现为额头突出丰盈。古代的相士也观察到了许多当官的人天庭饱满的社会现象，于是便总结出了上面的话。

当然，天庭饱满的人并不一定都能成为成功人士，而许多成功人士的天庭并不饱满。大脑后天的可塑性、个人奋斗的重要性，同样不可忽视。

如果前额叶皮层出问题，就会出现缺乏计划、效率低下、反应迟钝、记忆力减退、容易冲动和发脾气等，时间管理能力也会变差等。

曾经有一位女性教师，因为记忆力减退、头痛，怀疑自己“神经衰弱”来就诊。她经常话到嘴边却说不出口，走进班级或者办公室会突然忘了自己要做什么。有时会控制不住自己的脾气，甚至会骂学生。学生都反映这位老师无法理解，不好接近。其实她本人也很痛苦，常常惊讶自己脾气怎么会变得这么大，常常后悔自己怎么控制不住情绪。

通过扫描头部核磁共振，我发现她的双侧前额叶皮层存在大量的腔隙性脑梗病灶，导致前额叶皮层多处缺血，影响了其功能。通过进一步询问她的生活习惯了解到，原来她经常熬夜批改作业，昼夜颠倒，而且又喜欢吃炸鸡、红烧肉等高脂高糖食物。这种不健康的生活方式导致了她患有高血压、高血脂，堵塞了前额叶皮层中的毛细血管，形成了脑缺血。

经过适当的治疗（应用扩张脑血管和营养神经的药物，改变不健康的生活方式，并辅以降血压血脂药物），一年后她的症状完全消失，工作效率提高，所带班级的学生成绩越来越好。她的脾气变好了，也越来越受到学生的欢迎。经头部核磁共振复查，发现前额叶皮层的缺血病灶已大量减少，其功能已基本恢复。

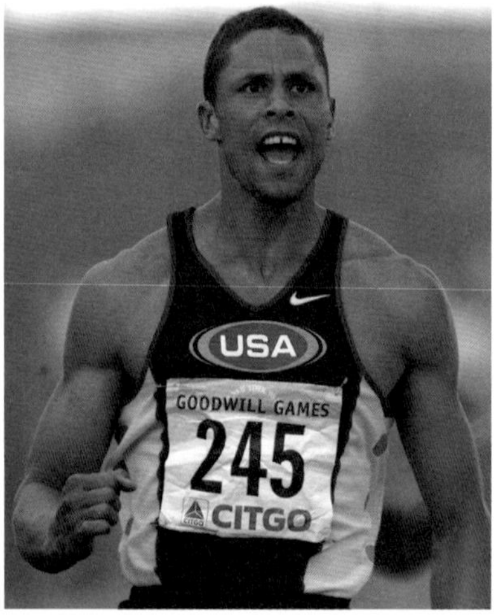

运动员丹·奥布莱恩

实现梦想的运动员丹·奥布莱恩

运动员丹·奥布莱恩从小的梦想是获得男子世界十项全能冠军。他把他的愿望清单写在纸上，并随身携带。每天温习一遍自己的人生目标。在一遍又一遍的自我提醒中，不断告诉自己要全力以赴，不能有片刻的时间偏离梦想的航向，他最终成为了1996年亚特兰大奥运会男子十项全能冠军。在坚持不懈的努力中，奥布莱恩终于实现了自己的梦想。原因就是每天不断唤醒前额叶皮层的能量，使其能够帮助人们更自信地努力下去。

与大脑对话，唤醒前额叶皮层

虽然前额叶皮层有如此强大的功能，但对于大多数人来说，前额叶皮层一直在沉睡，并没有发挥功能，这非常可惜。究其原因，是我们没有找到与它交流的正确方式，它无法明确我们需要什么，所以想唤醒前额叶皮层，就要与大脑展开有效的对话，明确告诉前额叶皮层我们的目标，让它帮助我们计划、执行，并迈向成功。

唤醒前额叶皮层的方法其实非常简单，也是我们早就明白却一直不能坚持去做的一件事，那就是：明确自己的奋斗目标，并将这一目标反复告诉自己的大脑。

请注意与大脑对话的两个关键点：第一是不断重复。一次或者两次告诉大脑自己的目标基本没有效果，必须日复一日、年复一年反复明确地向大脑传达自己的目标，才能唤醒前额叶皮层。第二是将目标可视化，比如将目标写下来贴在书桌上或者墙上，每天都看到这个目标。这样前额叶皮层才能明确收到奋斗目标信息，才会自动帮我们规划工作和生活，并敦促我们付出努力去实现目标。

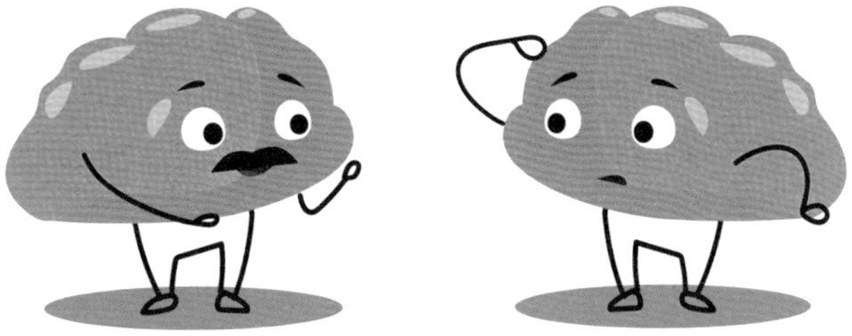

另一个隐藏的“自己”

你认为人生的每一个决定都是由自己的自由意志做出的吗？你以为人生的每一个成绩都可以归功于自己吗？其实在我们脑中还有另一个隐藏的“自己”。

歌德在写《少年维特的烦恼》时，觉得灵感汩汩而出，惊呼“似乎手里的笔是自己动起来的”。历史罕见的通才莱布尼兹，既是数学家也是哲学家，他发现：自己在创作时冥冥之中似乎有个人在告诉他如何写作。但他不知道这个“人”是什么，既像意识，又好像不是自己的意识，就把它命名为“微意识”。一百多年后，一个叫弗洛伊德的医生发现：原来我们知道的“意识”只不过是大脑的冰山一角，大脑的绝大多数功能被隐藏在冰山之下，他把它命名为“潜意识”。

现代神经科学更多地把“潜意识”称为“无意识”。实际上它就是那个隐藏的“自己”。它植根于大脑的深处，由复杂的神经网络组成，并拥有着巨大的能量。荣格说：每一个人的心中都有另一个自己。他在操控你的人生，你却称之为命运。其实他一直都在你的身体里，只是你从未注意到他的存在。

你多久没和心中的自己对话了？愿每个人都能找心中隐藏的“自己”。

做一做

明确写出“我的愿望”

如果你觉得自己的生活一团糟，无从下手，不知如何改变。可以尝试下面的方法。找一张纸，将愿望写下来，每天带着它并不断温习，让大脑帮你实现愿望吧。

我的愿望

学习目标	短期目标	
	长期目标	
身心目标	身体	
	情绪	
	精神	
家庭目标	爸爸	
	妈妈	
	大家庭	

写满后，把它贴在你的书桌上，每天看一遍，睡前再对自己说一遍。

一旦清晰地明确了你想要什么，并反复告诉自己的大脑。大脑就会自动形成神经回路并传达给前额叶皮层。前额叶皮层将自动为你定计划并敦促你行动，来实现你的梦想。所以，梦想还是要有的，万一实现了呢？

学习时大脑里发生了什么

你将了解：

学习的本质是短期记忆向长期记忆转化的过程

大脑海马回在学习过程中发挥着关键的作用

如何通过激发海马回的能量提升学习效率

每个同学心中都有一个学霸梦，幻想着过目不忘，次次考试稳居年级前列。但记忆力不是我们想提升就能提升的，许多知识我们想记却总也记不住。有什么办法能让我们和大脑好好商量，从而轻松愉快地学习和记忆呢？这还得从学习的本质说起。

学习的本质：从内存写入硬盘

当我们学习一项本领或知识时，大脑里究竟发生了什么？大脑的本质是神经细胞的集合体，神经细胞排好队手牵手形成神经连接。学习本身并不会形成新的神经细胞，而是通过让神经细胞以新的模式排列组合，形成新的神经连接。一旦新的神经连接在大脑皮层里定型，我们就算牢固地掌握了这项本领或知识，大脑皮层相当于电脑的硬盘。

然而很多人也有这样的经历：有些事情当时似乎记住了，但过了两天就忘记了，怎么也想不起来，比如手机号码或数学公式。这是因为当时在大脑中仅仅形成了神经电传导，也就是短期记忆，并没有形成真正的神经连接。此时的大脑相当于电脑的内存，如果我们没有及时将内

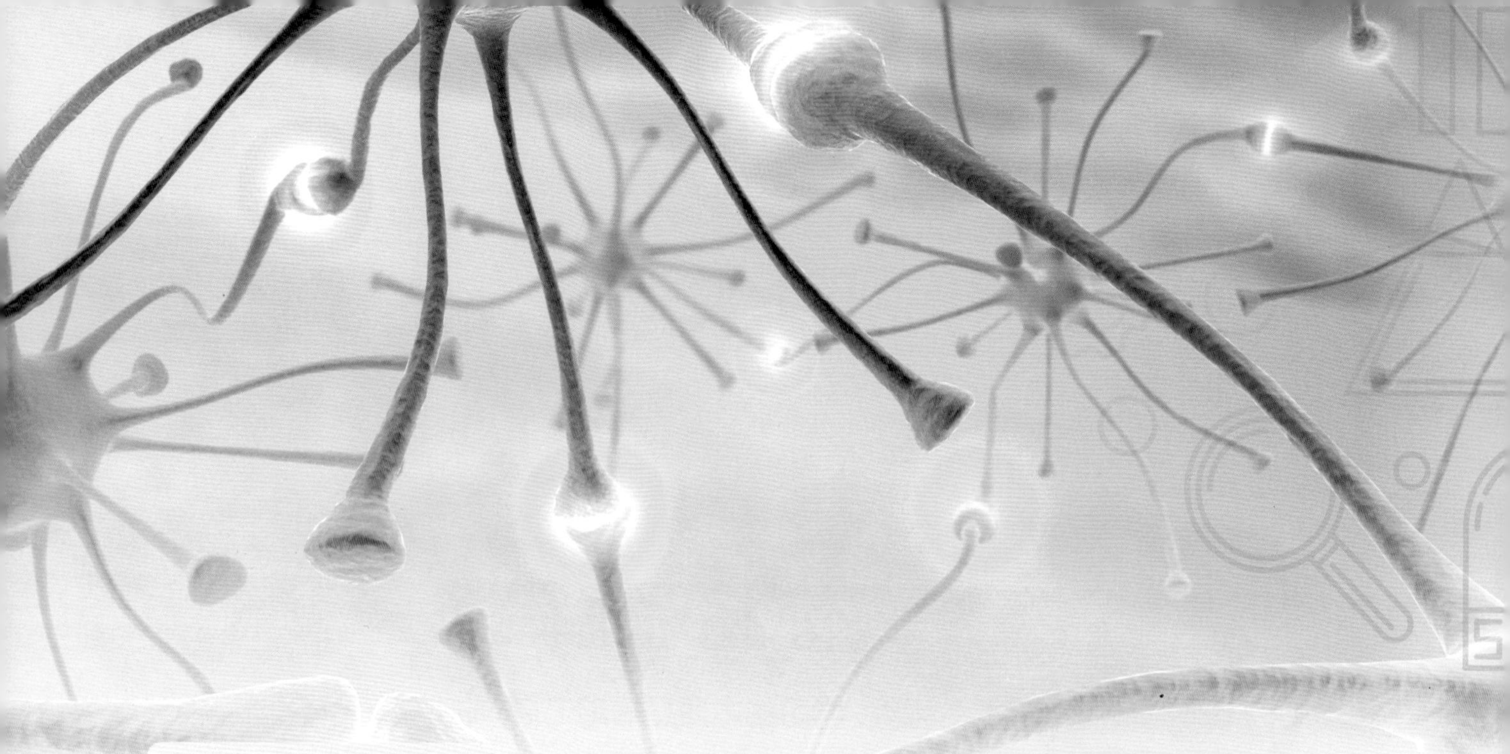

内存相当于电脑的工作场所，硬盘用来存放各种信息，内存中的信息会随掉电而丢失，硬盘中的信息则可长久保存。

存里的信息存入硬盘，关机后这些信息就都会消失。换句话说，只有在大脑皮层（硬盘）里形成了真正的神经连接，才算把这个知识点真正刻入大脑，形成了长期记忆。

学习的目的，就是形成稳定的长期记忆。

短期记忆 VS 长期记忆

根据时间的限制，我们的记忆可大致分为两类——短期记忆和长期记忆。

短期记忆的时间跨度从几秒钟到几分钟不等。它们先被暂存在大脑的某处，然后要么进入长期记忆储存，要么被丢弃。比如有人告诉你一个手机号码，由于这个号码是新的，所以记忆会在短期内保留它。不过，我们有可能在几分钟后就忘了这个号码。

长期记忆储存在大脑里的时间更长，相当于几个短期记忆联合形成的记忆，可被永久储存。根据回忆的重要性和次数，它可能会逐渐褪去，也可能被永远记住。例如，你可以回忆起你的 10 岁生日，但不能回忆起三周前的星期一你吃了什么。

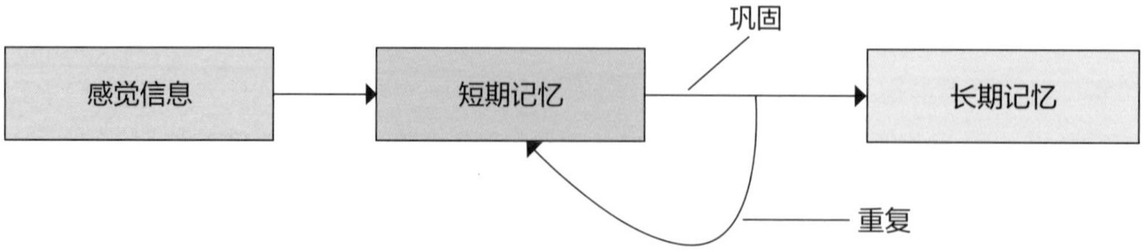

海马回：大脑里的管理员

从具体流程看，当一条信息进入大脑时，首先形成的是短期记忆，然后才能转化成长期记忆。当然，并非每个短期记忆都有机会晋升为长期记忆。我们的大脑里有一个“管理员”，负责审查每一条信息，决定把它刻入大脑皮层还是彻底删除，这就是大脑的海马回。我们在前文讲过，海马回位于大脑的深处，因形似海马而得名。

匈牙利神经学家捷尔吉－布扎基（Gyorgy Buzsaki）曾在《大脑的节奏》中这样写：如果把新皮层想象成一个巨大的图书馆，海马体就是图书管理员。海马回的任务就是筛选出有用的信息，将其储存为长期记忆。

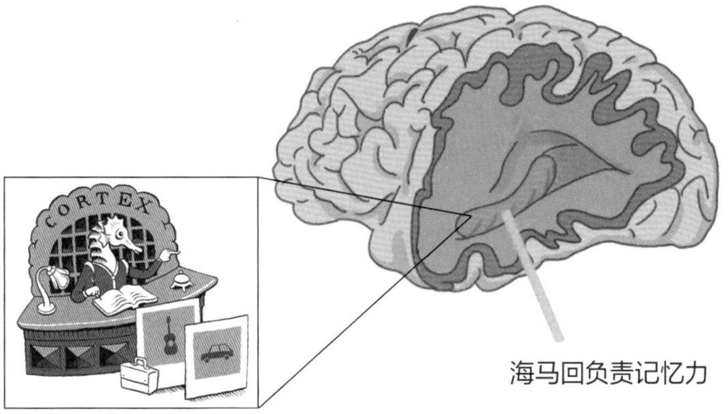

海马回负责记忆力

海马回的审查标准并不是我们的主观意识，而是这条信息是否有利于我们的生存。比如英语单词这种不重要的信息，海马体就不会运送到大脑皮层长期保存，因为它对生存而言并非不可或缺。海马回的这个特点就是人类大脑长期进化的表现。

海马回就是我们常说的海马体，称为海马回更为规范。

从脑科学的角度理解，大多数提升学习效率的方法都是在和我们的海马回斗智斗勇，希望利用海马回的生理特点为我们服务。

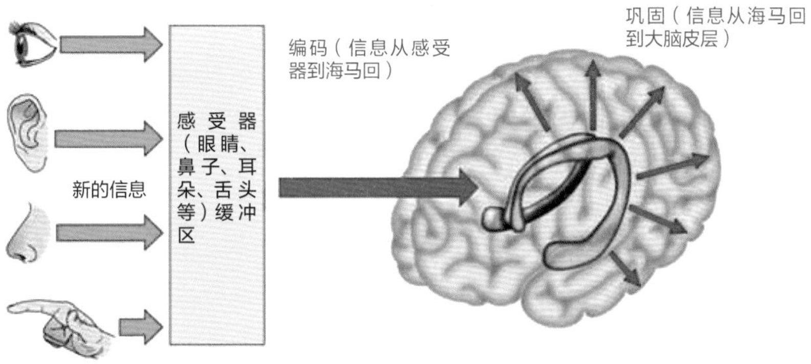

海马回审查信息并推送至大脑皮层保存

燃烧吧，我的小海马！

学习时，我们总是希望自己的长期记忆处于良好状态，也就是用同样的时间学更多的知识，以下便是三种提升学习效率的方法。

方法 1：激活海马回

俗话说：“兴趣是最好的老师。”要想激发海马回的能量，关键是要爱上学习，对学习的内容真正感兴趣 。对于你感兴趣的内容，海马回会认为这有利于你的生存，因此自动判定为应该被记住。不过说起来容易做起来难，为了激活海马回，我们需要主动创造兴趣。一是赋予学习内容以意义。比如你对英语实在提不起兴趣，但你想要去留学，或者你的偶像喜欢说英语，那就把两者联系在一起，设立远大的目标，把学习英语变成实现目标的一部分。二是建立自我奖励机制。比如完成某个学习任务后奖励自己做一件自己喜欢做的事情（玩游戏、打球、看电视、吃鸡腿都行），当你把喜欢做的事情和学习任务联系在一起时，兴趣自然就来了，海马回也将被激活。

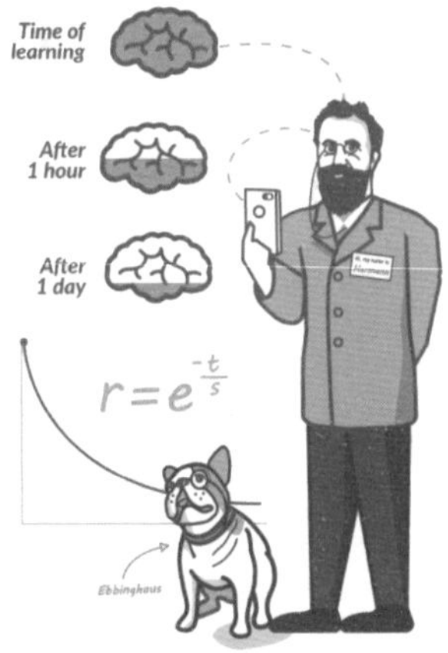

德国心理学家赫尔曼·艾宾浩斯以发现遗忘曲线而闻名。遗忘曲线的规律是先快后慢，我们只有不断地重复才可以把短期记忆变成长期记忆。

如果还是没有兴趣该怎么办？那就只能不断地重复了。在信息不断冲击的刺激下，海马回会认为这条信息关乎生存，授予其长期记忆的资格。但复习也是有技巧的。首先是复习的时间，根据艾宾浩斯遗忘曲线，建议安排如下：

第一次复习：学习后的第 2 天

第二次复习：首次复习的 1 周后

第三次复习：第二次复习的 2 周后

第四次复习：第三次复习的 1 个月后

其次是复习的用功程度，一定要保证每次复习都专心致志。不要觉得学过了，掌握了，就变得不认真，这样海马回会觉得这个内容并不重要，记忆方面也会大打折扣。

再次是每次复习的内容要保持基本一致，不能相差太多，否则海马回会将其判定为新的信息重新筛选。

最后是采用学以致用的方式。因为人脑最重视的是输出，一个知识点最终被运用的那一刻，正是海马回被激活的最佳时间点，所以使用自我测试或实践运用的方法可以帮助我们提升学习效率。

方法 2：利用 θ 波

θ 波是一种脑电波，其作用是激发海马回，提升记忆效率，同时提升大脑的创造力。θ 波很“挑剔”，只有当你研究感兴趣的内容时才会出现，可见兴趣是多么重要。另一种情况是当我们的大脑感受到快速移动时，也会自发地发出 θ 波，这很好地解释了为什么有的人摇头晃脑地背书效果很好，有的人来回踱步或散步时可以获得很多好点子。只要让大脑感受到移动，θ 波就有可能出现。这也是人类长期进化的表现。因为我们的祖先以狩猎为生，长期的捕猎生活让人类的大脑进化出在快速追逐中快速思考的特点。比如，《哈利 · 波特》的作者 J.K. 罗琳就是在一辆开往伦敦的火车上迸发出了写作灵感。

θ 波有助于触发深层记忆、强化长期记忆，被科学界称为“通往记忆与学习的闸门”。

小黄医生说脑：怎样想到好点子

方法 3：饥饿和低温

肚子饿的时候，我们的胃部会分泌一种饥饿激素，这种激素进入血液循环后，能进入大脑的海马回。饥饿激素能促使海马回中的神经元产生长时增强作用，也就是让大脑的记忆中枢更活跃、更稳定。反之，吃饱后，不仅饥饿激素水平会降低，而且血液会相对集中于胃部和肠道，导致大脑的活动水平降低，这就是人吃饱了总会犯困的原因。

另外，适当的低温也有利于激活海马回。想象一下，冬天，在暖洋洋的屋子里，脚边还放着取暖器，这种环境是不是让你更想打瞌睡呢？

“一日之计在于晨。”晨读是前人总结出的读书好方法，在我们的日常学习中占据着重要地位，但切记一定要先读书再吃早饭。此外，每顿饭之前的时间都应该好好利用。

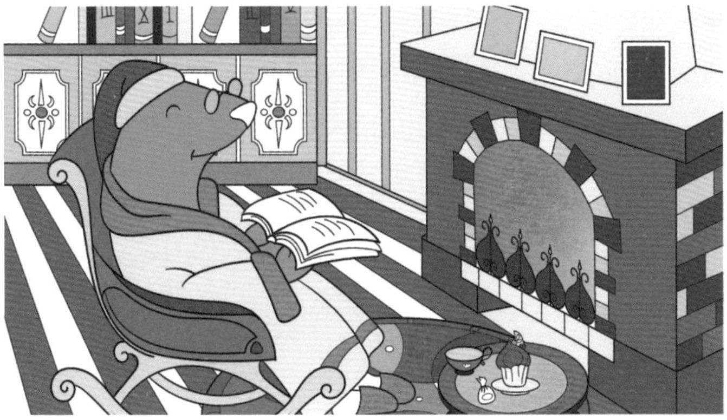

方法 4：充足的睡眠

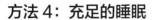

睡眠是巩固记忆的一个重要环节。因为海马回就是在我们睡觉时工作的。如果睡眠时间不足或者在睡眠周期中被打断，这就意味着海马回整理信息的工作受到了干扰，必然会影响记忆的效率，那白天的刻苦努力就白白浪费了。另外，睡前 1~2 小时也是记忆黄金期。因为根据遗忘曲线的规律，人在学习新知识 1~2 小时后将会忘记将近一半的内容。但如果学习新知识后 2 小时内进入睡眠，将这些未遗忘的知识直接通过海马回进入整理环节，变成大脑的长期记忆，将大大提升学习效率。

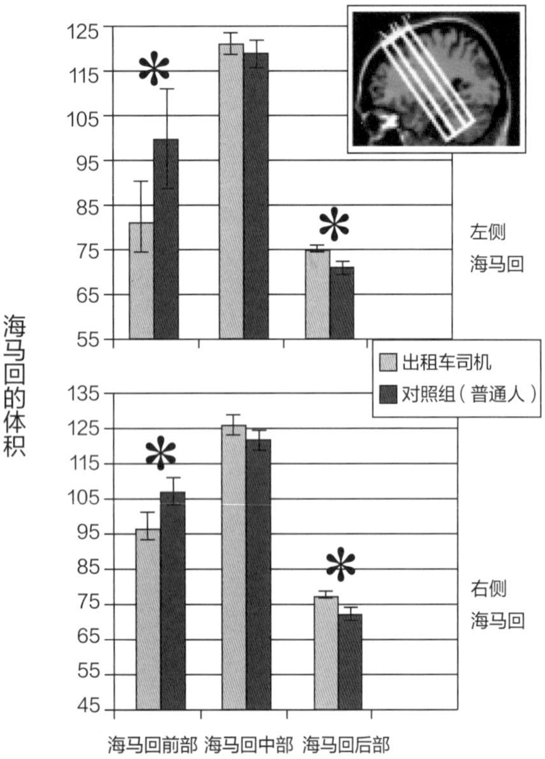

（Maguire E A，Gadian D G，Johnsrude I S，et al. Navigation - related structural change in the hippocampi of taxi drivers. Proceedings of the National Academy of Sciences of the United States of America，2000，97(8)：4398 - 4403）

有趣的海马回：伦敦出租车司机案例

关于海马回，神经科学史上有一项著名的研究：伦敦出租车司机案例。

伦敦的道路非常复杂，是一个能让 GPS 导航都陷入瘫痪的城市。伦敦主干道呈曲线弯曲，主干道间连接也是奇怪的夹角，城市中到处都是单行道，环形交叉路和“断头路”也随处可见；此外，伦敦市采用古怪的编号系统，经常会因只看地址找错地方。

但伦敦出租车老司机有着令人震惊的能力，他们能以最高效的方式把乘客从甲地载到乙地，不仅考虑了各种可行路线的长度，还会顾及一天中的时间，预估的交通状况、临时路况以及道路关闭情况。据报道，伦敦出租车司机的大脑里至少记住了 25 万条街道和城市不规则的布局。

是什么让他们拥有如此惊人的能力呢？科学家将老司机和普通人做对比，通过磁共振影像技术发现，老司机们的大脑海马回后侧部分明显增大。

这个研究说明，海马回是记忆的关键部位。老司机在成为老司机前也是普通人，是日复一日的训练和积累让他们拥有了惊人的记忆力和更大的海马回。这说明海马回和记忆的能力都是可以通过后天训练提高的。

想一想

为什么电视剧里许多书生都喜欢摇头晃脑地读书？你能找到科学依据吗？

我们常说学好英语的方法之一就是要不断地和外国人或同学用英语交流，你知道其中的原因吗？

中午吃饱饭后马上投入学习，是否有利于学习？

小黄医生说脑：怎样提升记忆力

小测试

1. 大脑的“硬盘”在哪里？

A 大脑皮层　　B 丘脑　　C 海马回　　D 脑干

2. 大脑中记忆的“审查机构”是什么？

A 丘脑　　B 中脑　　C 海马回　　D 新皮层

3. 关于如何激发海马回的能量，下列哪种说法不正确？

A 选择感兴趣的内容　　B 不断重复

C 保证充足的睡眠　　D 吃饱后立即看书

合理减压，发挥大脑的潜能

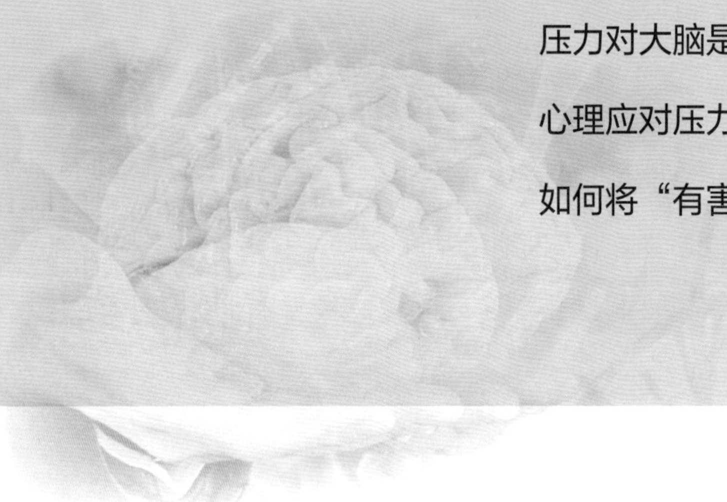

你将了解：

压力对大脑是好是坏

心理应对压力的三个阶段

如何将“有害的压力”变成“有益的压力”

许多同学都抱怨学习压力大，压力来了，“整个人都不好了”！吃不下、睡不香，“熬夜到爆肝，拼命到头秃”。可凡事都有两面性，压力并非一无是处，在许多情况下反而能激发人体的潜能。通过本节的讨论，希望改变大家对压力的认知，运用适当的方法与压力更好地和谐共处，释放大脑的潜在力量，提高学习成绩。

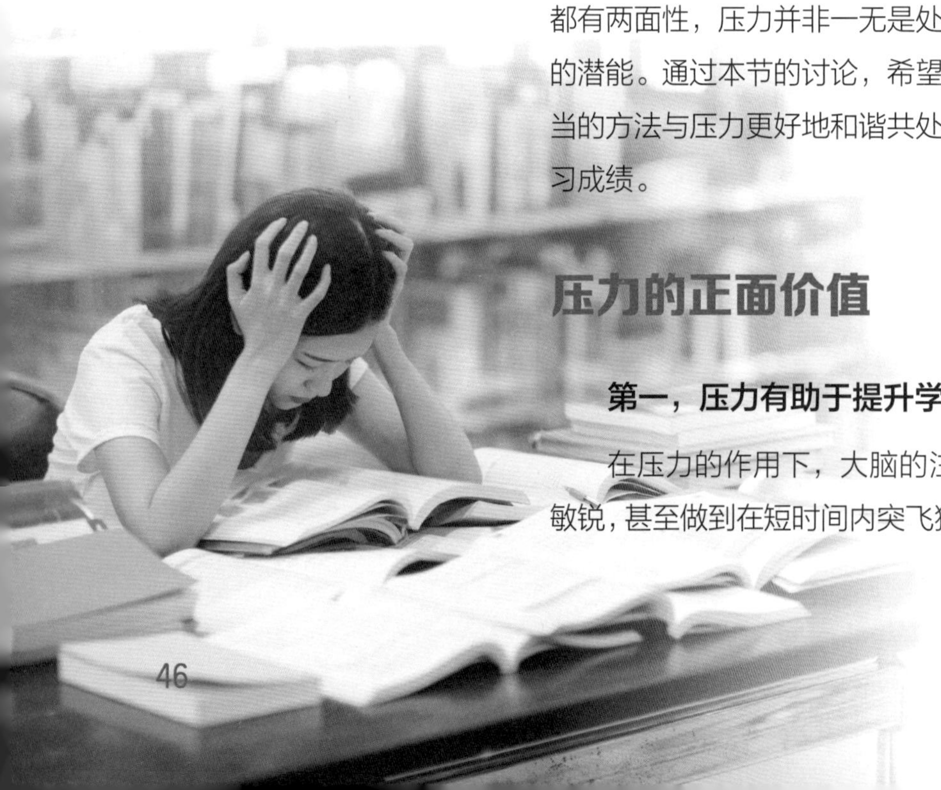

压力的正面价值

第一，压力有助于提升学习效率

在压力的作用下，大脑的注意力会更集中，记忆力可以更敏锐，甚至做到在短时间内突飞猛进。许多同学在考试来临前“临时抱佛脚”，突然发现原来记忆起来很费劲的知识点竟然也没这么难了；暑假即将结束，开学前几天突然发现有些作业竟然没做，于是疯狂开动作业“小马达”，在短短几天竟然能完成一个暑假的作业！这就是压力助攻的作用。

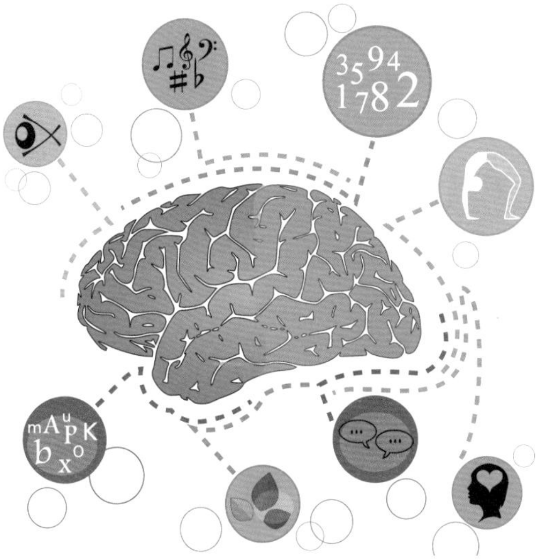

第二，压力可以促进释放大脑的潜能

适当的压力能够激发大脑的潜能，让人更具创意和才华。在压力状态下大脑分泌更多的肾上腺素，可以让视觉、听觉都更敏锐，大脑感知和分析问题的速度加快，大脑可在短期内升级成一个“威力加强版”的信息处理器。

七步诗的故事

据《世说新语·文学》记载：“文帝（曹丕）尝令东阿王（曹植）七步中作诗，不成者行大法（杀），应声便为诗……帝深有惭色。”曹丕称帝后，对弟弟曹植耿耿于怀，担心这个有学识又有政治志向的弟弟会威胁自己的皇位，就想着法子要除掉他。于是令曹植在七步之内作出诗来，不成便杀。曹植知道哥哥存心陷害自己，可自己无法开脱，在巨大压力的状态下，激发了大脑潜能，创作力爆发，写出了著名的《七步诗》：“煮豆燃豆萁，豆在釜中泣。本是同根生，相煎何太急？”

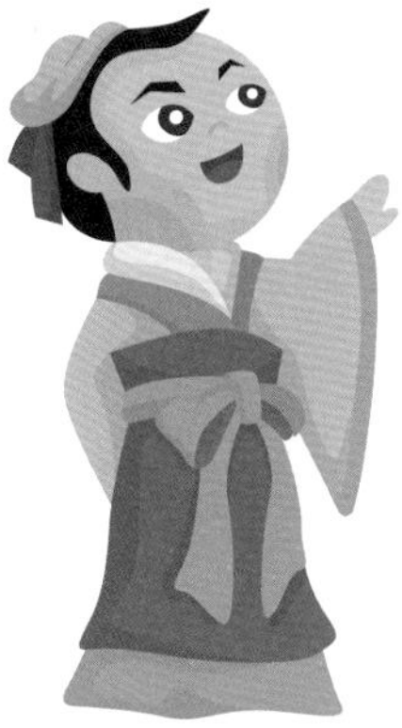

想一想

历史上有哪些压力激发大脑潜能的例子？

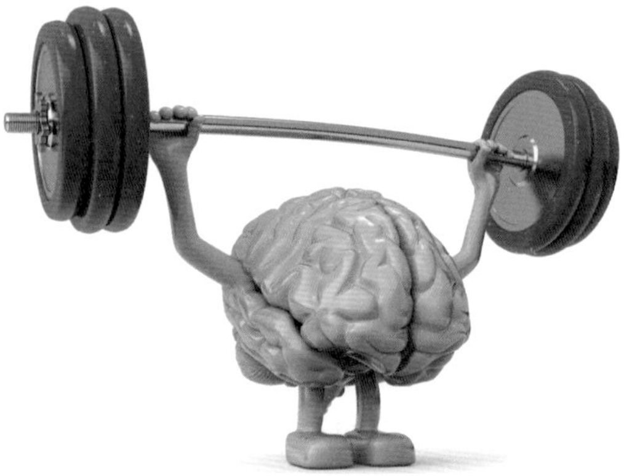

大脑应对压力的三个阶段

为什么有的压力有益，而有的压力有害呢？从脑科学的角度，人面对压力的心理反应一般分成三个阶段。

阶段一：唤醒（有益的压力）

在压力初期，大脑出现警觉和全身资源动员，分泌激素以加快个体的反应速度和效率。如果问题解决，压力源解除，一切警觉和资源动员恢复，这种压力属于有益压力。如果问题一直未解决，压力持续存在，就会出现焦虑、紧张，各种躯体不适、工作效率下降等，进入第二阶段。

爱护大脑，提高心理弹性

一个健康的大脑是面对巨大压力时的缓冲器。当大脑各项机能运转正常时，可以帮助我们消除情绪风暴所带来的影响。特别是大脑中的快乐中枢（多巴胺和五羟色胺是快乐激素，与之相关的脑部结构叫快乐中枢，包括大脑的边缘系统、中脑等结构）是健康的，我们就能够“苦中作乐”，即使被击倒也能轻松地站起来。因此，爱护大脑有助于提高我们的心理弹性。

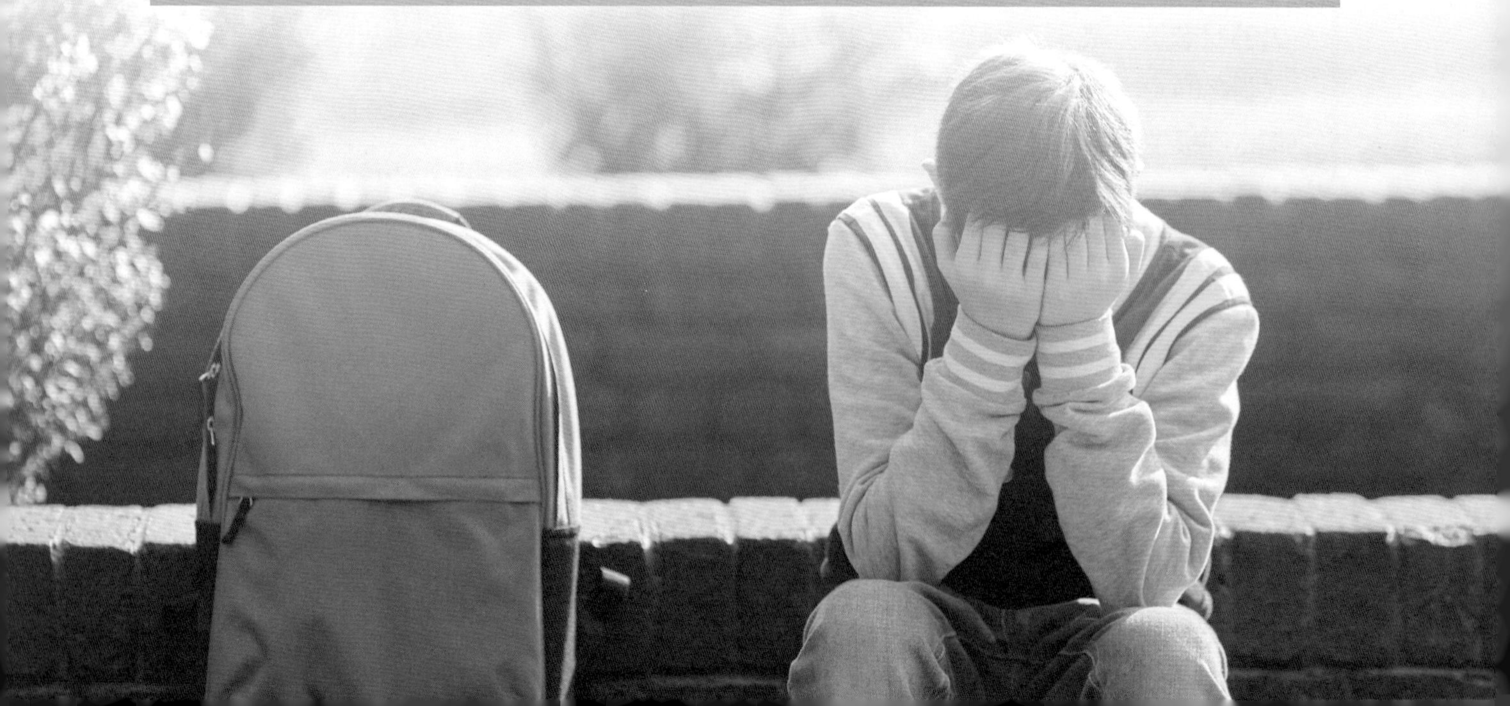

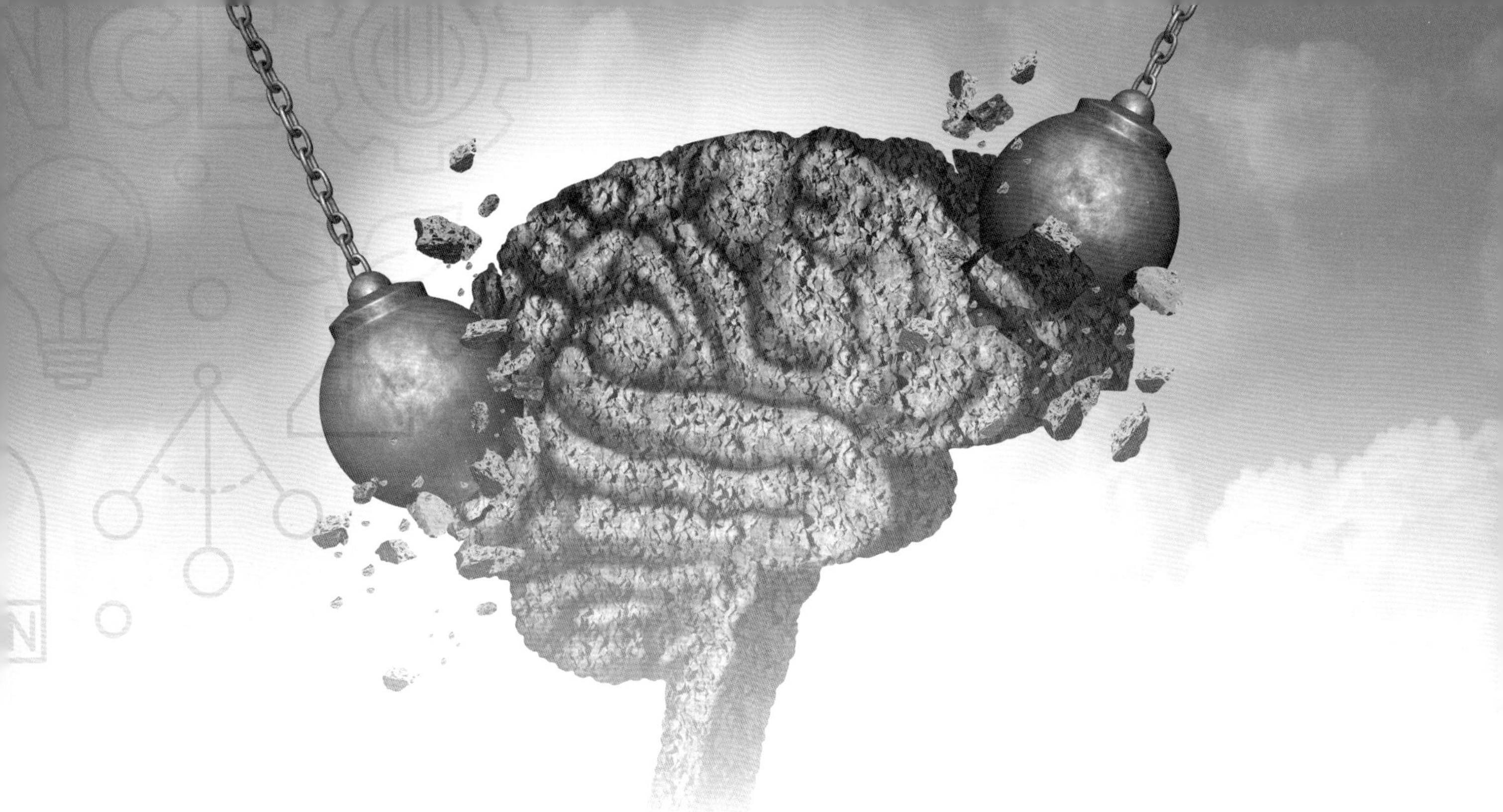

阶段二：抵抗（从有益到有害的转化）

面对无法消除的压力，大脑将调动所有资源，使得对压力源的抵抗达到最高水平，甚至是“超水平”，以维持心理稳态，防止心理崩溃。

如果问题仍旧不能解决，压力持续存在，大脑会逐渐趋于僵化，不再调整应对方式。这时候可能出现轻微的心理异常或者恶心、呕吐、头痛、心律失常等躯体症状表现。这种有害压力持续存在，将进入第三阶段。

阶段三：消竭（有害的压力）

大脑面临连续、极度的压力时，逐渐放弃防御而出现心理代偿表现，如心理混乱、脱离现实，甚至出现幻觉、妄想。如果这种压力状态继续，就会进入全面崩溃状态，出现暴力，或淡漠、木僵，甚至死亡。

做一做

如何将“有害的压力”变成“有益的压力”

从上述内容可知，压力对身体的负面影响，取决于两个方面：一是压力的强度和持续时间，二是大脑的防御水平（心理弹性）。因此，将“有害的压力”变成“有益的压力”建议从以下方面着手。

第一，客观评估压力

压力并非越大越好，人承受压力的能力是有限的。如果有些压力确实过大，以至于每一个正常人都承受不了。那此时就应当规避产生压力的事件源，改变压力的情形。比如校园霸凌或者被“老师”“偶像团队”的精神控制等等。当面临压力自觉力不从心时，应该及时思考该压力是从哪里来的，它是什么类型的压力，是否真的不能承受。将产生压力的事件及时告诉父母、老师或者身边的朋友，寻求帮助。

第二，增强大脑的防御水平

增强大脑的防御水平，建议做到以下几点：（1）不要过度刺激大脑；（2）健康饮食，合理营养，让大脑更健康更有效力；（3）增加大脑的信息量，减缓压力；（4）增加团队协作。

第三，进行喜欢的运动

运动，特别是有氧运动能加速大脑的血液流动，提供能量与氧气，带走代谢废物，并且能促进大脑分泌多巴胺、内啡肽、血清素等快乐激素。如果这项运动恰好是自己喜欢的，那么快乐激素的分泌将更加旺盛。

第四，做喜欢的事，让生活和工作充满意义

做喜欢的事能让大脑的快乐中枢进行充分的运作和调整，在快乐中获得成长。相反，每天郁郁寡欢，在压力中痛苦得无法自拔，这样的工作不仅是一个消耗的过程，也会导致快乐激素的分泌减少，最终使得大脑快乐中枢萎缩。

第五，乐于助人，多欣赏别人，多感恩别人

从脑科学的角度分析，欣赏、感恩和帮助别人的同时，大脑的快乐中枢也会开始工作，分泌快乐激素。这是人脑长期进化的结果。人天生是社会的动物，只有充分的利他行为才能更好地融入集体，获得个体最大的利益。

大脑的超级语言能力
——阅读与写作

你将了解：

语言是人类大脑特有的功能

人类语言功能区的发现

通过脑科学的方法提升阅读和写作能力

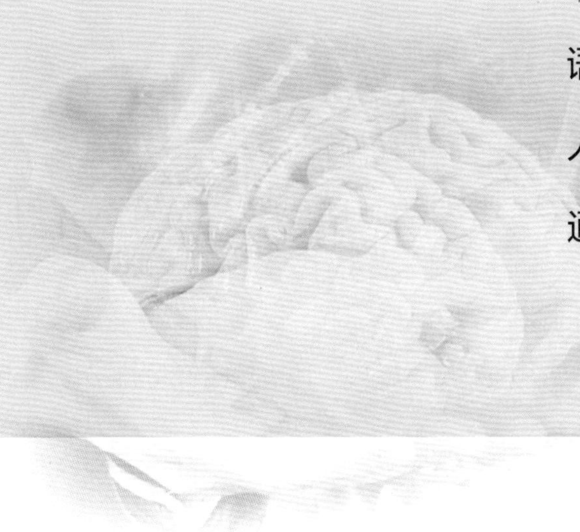

阅读与写作能力是评估一个人综合能力的重要指标。可是提起阅读或者写作，许多同学总是“头大”：头悬梁也读不下去，绞尽脑汁也写不出好文章。为什么别的同学就能文思泉涌、妙笔生花呢？难道读写能力也有天赋吗？其实，阅读和写作分别指向大脑对语言的输入和输出。本节就从脑科学的角度解构人类的语言功能。

语言是人类大脑特有的功能

有些动物虽然也有“语言”，但仅仅局限于通过发出不同的声音来传递简单的信息，并没有形成复杂的语义系统和语法系统。只有人类的语言才形成了体系和规模，不仅能描写具体的事物，还能表达抽象的意境。而这一切都要归功于人脑中独特的结

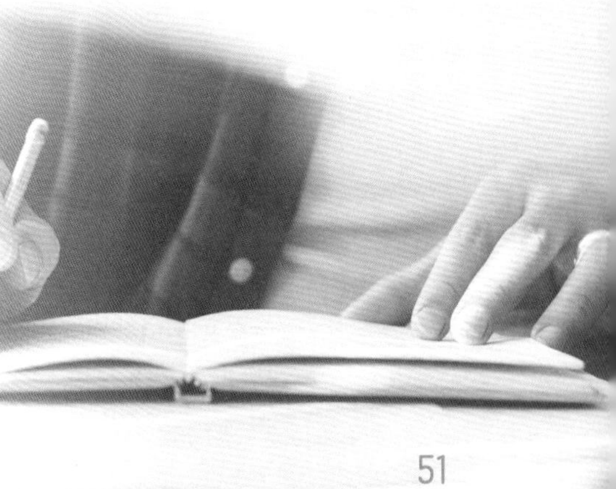

构——语言功能区。

人脑中负责管理语言的脑回统称为语言功能区，破坏了这些脑回人可能就不会说话或者听不懂话。有趣的是，语言功能区只存在于一侧大脑半球，对于大多数人来说，右手拿笔写字，语言功能区就位于左脑，而左撇子的语言功能区大多数位于右脑。说不同语言的人，脑中的语言功能区在大脑中的分布有微小的差异。比如说中文和说英文的人，语言功能区分布就有所不同。如果一个人他既会说普通话，又会说英语，还能说方言四川话，那他的语言功能区一般情况下会比只说普通话的人大得多。

阅读和写作分别属于不同的语言功能区管理

语言功能区主要分为两个部分。阅读能力对应的是感知语言功能区（Wernicke's Area），位于人脑的颞叶（大致在耳朵尖后方 1~2 厘米位置），主要负责语言的理解。如果这部分因为疾病或者手术被破坏，患者可以正常吐字发音，但却听不懂别人在说什么，出现阅读障碍。

写作和说话能力对应的是运动语言功能区（Broca's Area），位于人脑的额叶（大致在太阳穴附近），主要管理语言的表达。失去了运动语言功能区，将出现“有口难言”的情况：心里想讲，但是表达不出来，更写不出来。

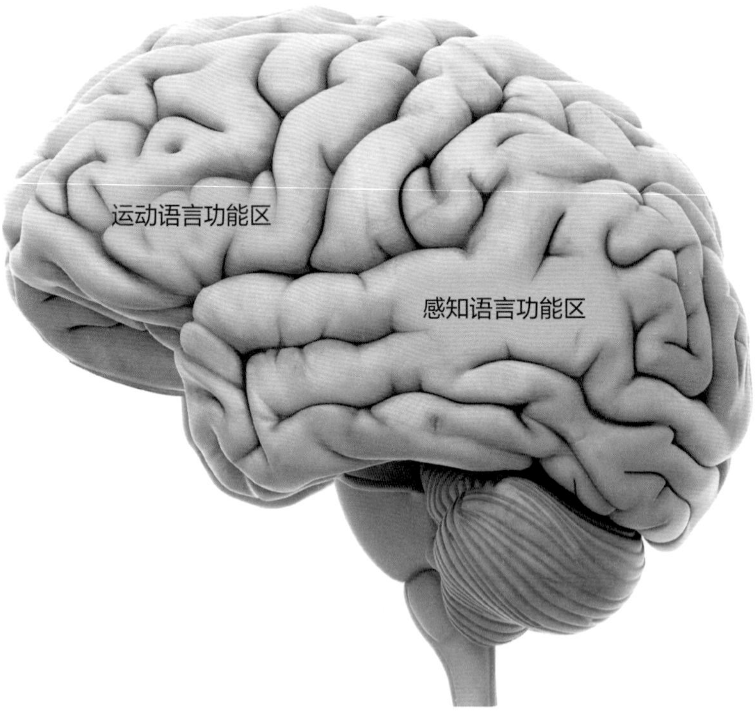

运动语言功能区和感知语言功能区的发现向人类展露了大脑皮层分区的“冰山一角”。于是，在接下来的研究中，科学家倾注了大量心血去绘制人类大脑皮层的图谱。

语言功能区的发现

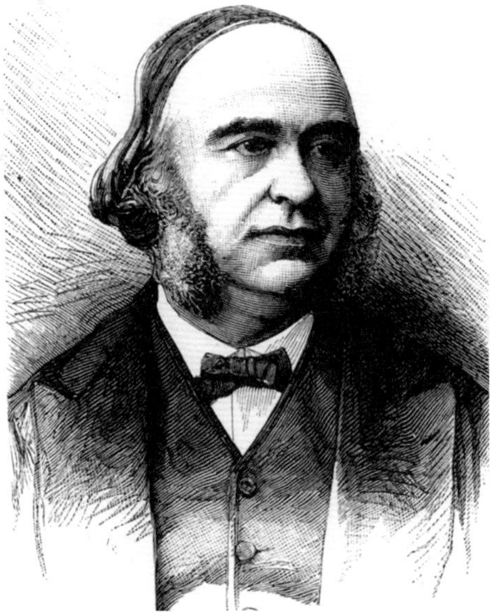

法国外科医生保罗·布洛卡（Paul Broca）

1861 年法国外科医生保罗·布洛卡（Paul Broca）接诊了 8 位失语症的患者，发现他们病变的部位都是左侧大脑，而右侧大脑受伤的患者几乎没有语言功能的损伤。他开始推定人类的语言功能区位于左侧大脑半球。后来 Broca 医生发现一位患者，虽然他无法进行正常的语言表达，但是其语言理解能力完好。患者死后，进一步尸检发现他大脑病灶的位置位于前额叶皮层。所以 Broca 医生根据解剖学的发现画出了人类运动语言功能区最初的模型，并第一次描述了人类特异性的脑语言功能区，后被称为 Broca 区，即位于大脑半球额下回后部。

1874 年德国神经学家卡尔·韦尼克（Carl Wernicke）发现一例语言理解障碍的患者，通过尸检发现其左侧颞上回受损，据此他提出此区是语言听觉记忆的储存所，后被称为 Wernicke 区。20 世纪 60 年代，美国神经心理学家 Norman Geshwind 提出左侧大脑半球有前后两个主要的语言加工区，前部 Broca 区（即左侧额叶区域）负责语言的产生，后部 Wernicke 区（即左侧颞叶区域）负责语言的接受和理解。随后，Wernicke、Lichtheim 和 Geschwind 三人建立了经典的 Wernicke-Lichtheim-Geschwind 语言模型，包括前部语言区（也称“运动语言区”）和后部语言区（也称“感觉语言区”），即指额叶下部的 Broca 区和颞上回的 Wernicke 区。

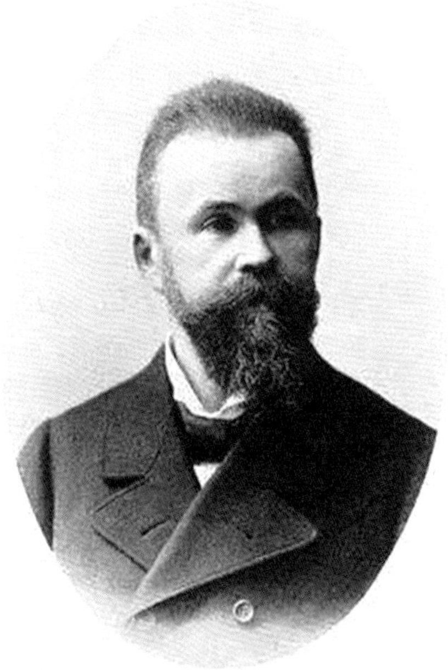

德国神经学家卡尔·韦尼克（Carl Wernicke）

从脑科学的角度怎样提升语言能力

曾经有这样一个患者，脑肿瘤侵犯了运动语言的脑回，手术中不得不将这部分切除以延长患者的生命。手术后，患者只会发一个音节——“要”。问他叫什么名字，他说“要要要要”；问他想吃什么？还是说“要要要要”。说着说着憋红了脸，自己都觉得好笑。头部磁共振也显示他原先的语言功能区的确已经不显示了。但医生鼓励他说：“只要持之以恒练习说话还有希望恢复。”他回去以后就努力做语言康复训练。半年以后真的恢复了语言表达的功能，除了说一些复杂词汇还是有些结巴。更神奇的是半年后的磁共振显示他的语言功能区又回来了！在原来切除掉的地方并没有新长出脑回，但是在大脑的其他脑回上发现了新的语言功能区——其他的神经细胞代替了失去的神经细胞在行使功能。

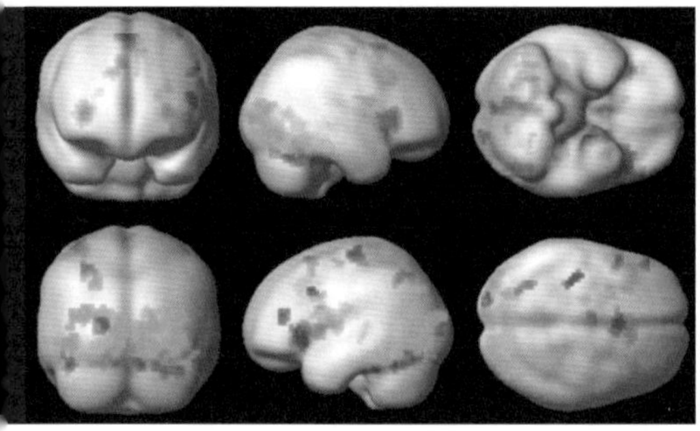

磁共振显示的人类语言功能区

大脑根据环境的改变重新产生神经细胞或者神经连接，在专业上叫作大脑的可塑性。以前我们认为大脑的可塑性，只有在孩童时期存在，所以年少时学习的内容是最不易忘记的，特别是婴儿时期最强。而现在神经科学的研究表明，大脑在一生当中都具有可塑性，所以瘫痪的患者可以重新学会走路，语言功能损伤的患者能够重新学会说话。

正所谓“勤能补拙是良训”，掌握两种语言的人比掌握一种语言的人大脑里面语言功能区的神经细胞会变得更多，神经细胞间的连接也会更丰富。专业的音乐家，大脑里面处理听觉刺激的脑回会比非专业的人士更大。只要你不断地训练，神经细胞间的连接（突触）数量就会增加，但如果你停止训练，突触就会慢慢减少，就像停止锻炼肌肉就会萎缩一样。

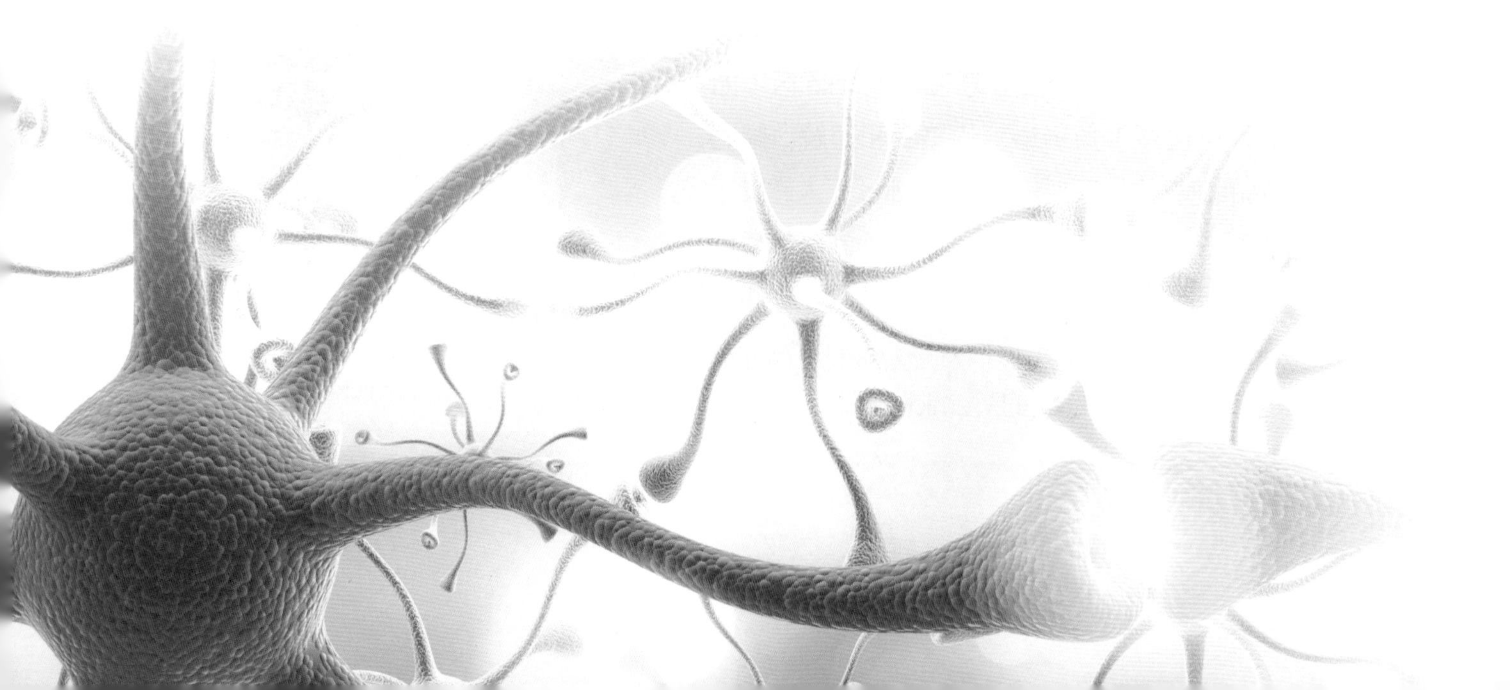

做一做

提升大脑语言能力的秘籍：多听、多读、多讲、多用

不论是阅读还是写作能力，都是大脑应用语言的能力。若想提升这些能力，一定要让大脑对语言多接触、多思考，这样大脑里的语言功能区才会更发达，相关的神经细胞会变得更多，神经细胞间的连接也会更丰富，让我们真正变成“语言达人”。

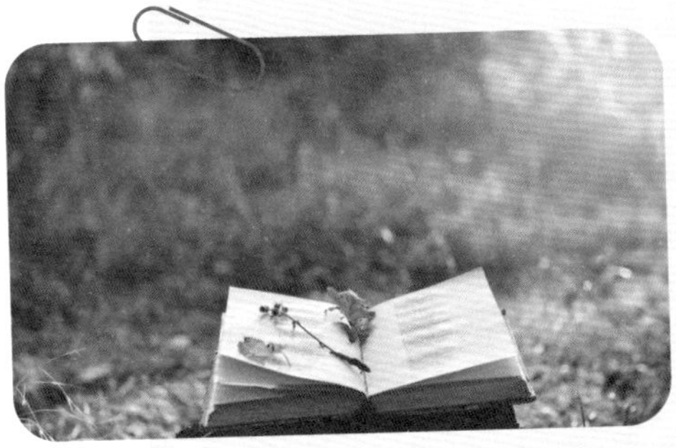

1. 提升阅读能力

(1) 拓宽阅读视野，不局限于语文课本，应该文、史、哲都涉猎。多读多看，不断积累知识。大量的阅读才能提升自己正确理解语句和掌握文章脉络的能力。

(2) 结合实际，注意把读到的文章里的内容与自己实际见到或经历过的事情作比较，以加强对新知识的理解。

(3) 及时查漏补缺，不断思考、归纳总结，及时把新知识融入自己的语言体系。

2. 提高写作能力

(1) 写作能力与阅读量成正比，多阅读可以积累适合自己的写作素材。阅读时要运用批判性思维，学会总结、归纳，以增加思维的深度，为写作提供更充分的想象空间。多阅读也可以学到不同的写作方法，领会更多优秀文章的表达之道，拔尖自己的文字表述力，从而提升写作水平。

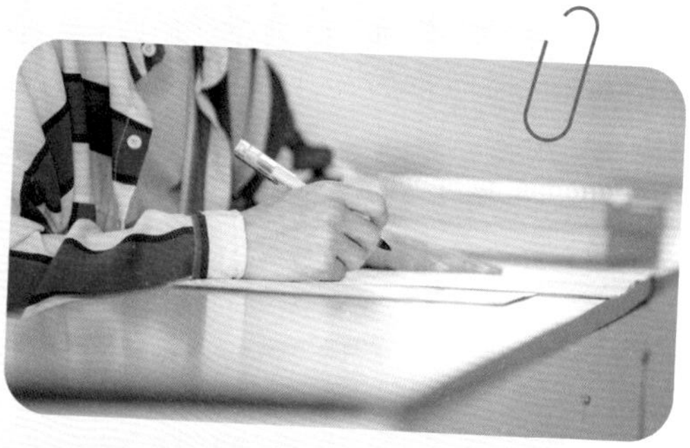

(2) 培养良好的写作习惯，每天定时进行撰写练习，不断积累、完善写作技巧。准备一本“灵感小册子”，随时记下自己的创作灵感，避免思路转瞬即逝。

(3) 勤加训练，注意借鉴水平更高的作者的优秀作品来学习写作。

(4) 不断实践，多写多练，在实践中去训练自己的写作能力。

大脑的秘密武器
——情商

你将了解：

情商的由来

情绪管理的大脑机制

如何改善我们的情绪

据 2001 年 10 月 31 日《中国青年》报报道：一项 22 省市的调查显示，中国儿童青少年行为问题检出率为 12.97%，其中人际关系、情绪稳定、学习适应方面问题尤为突出。

情商（Emotional Quotient，EQ）这个词曾经火遍大江南北，字面意思是情绪商数，是由心理学家提出的与智商相对应的概念。“情商之父”丹尼尔·戈尔曼曾提出：“情商是人类最重要的生存能力。人生的成就至多 20%可归诸于智商，另外 80%则要受其他因素（尤其是情商）的影响。”这句话明确指出了情绪管理对人生成长成才的重要性。

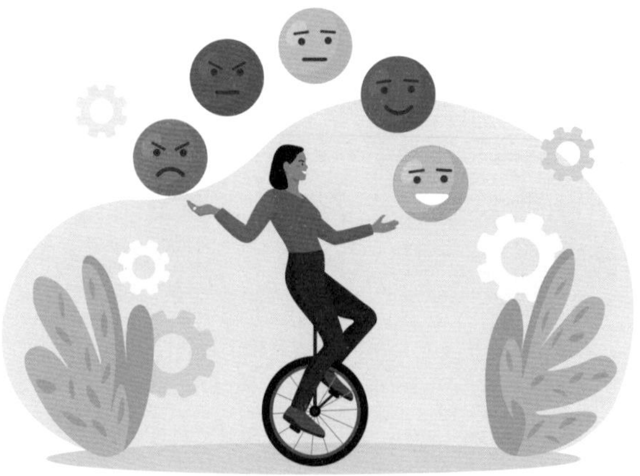

“情商”概念的提出

1995 年，时任《纽约时报》的科学记者丹尼尔・戈尔曼出版了《情商：为什么情商比智商更重要》一书，引起全球性的情商研究与讨论，因此，丹尼尔・戈尔曼被誉为“情商之父”。但是，丹尼尔・戈尔曼并非首创。“情商”的提出是学术研究经过几代心理学家、脑科学家及社会学家不懈奋斗、传承和演变的结果。

早在1925年，Thondike提出了社会智力（social intelligence）的概念，并把其描述为“了解及管理他人的能力和与他人相处的能力”。1935 年，美国心理学家 Alixander 在他的《智力：具体与抽象》一文中提出了非智力因素（nonintellective factoers）的概念。1943 年，Wechsler 提出非智力因素是预测个人成功的关键因素。1983 年，Gadener 发展了多元智力理论（theory of multiple intelligence），其中，两种情绪维度成分：内省智力（intrapsychic intelligence）和人际智力（interpersonal intelligence）这两项能力，让“社会智力”的概念再一次受到教育界以及心理界的重视。

1988 年，心理学家 Bar-On 首次使用“EQ”这个名词，并编制了世界上第一个标准化的情绪智力量表。

1990 年，美国心理学家彼得・萨洛维（Salovy）和约翰・梅耶（Mayer）在《想象，认知和人格》杂志上发表了标志性的文章《情商》，重新解释了情绪智力这个概念并提出了较系统的理论。随后对情绪智力的研究得到了迅速发展，情绪智力这个术语也得到广泛使用。

1995 年，心理学家哈佛大学的丹尼尔・戈尔曼教授，兼任《纽约时报》科学专栏作家，出版了《情商：为什么她比智商更重要》一书，荣登世界各国畅销书的排行榜，在全世界掀起了一股 EQ 热潮，使得 EQ 一词走出心理学的学术圈，走入人们的日常生活，情商这一概念得到普及。

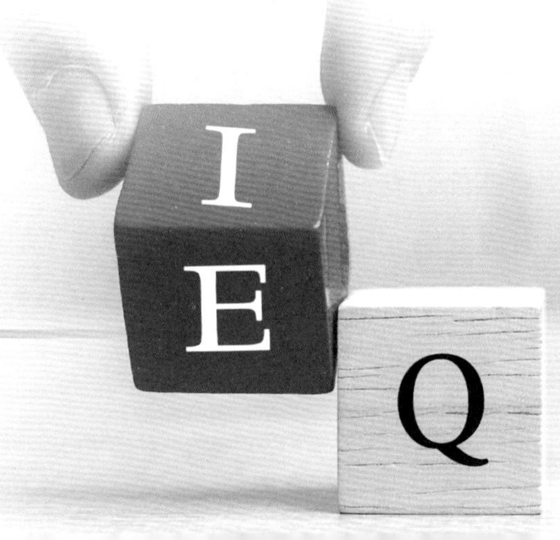

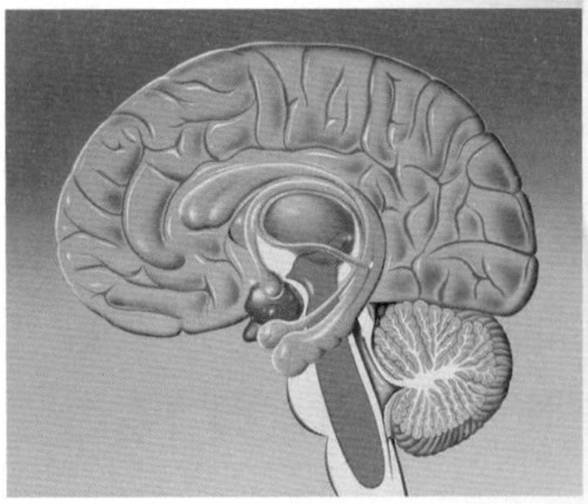

边缘系统

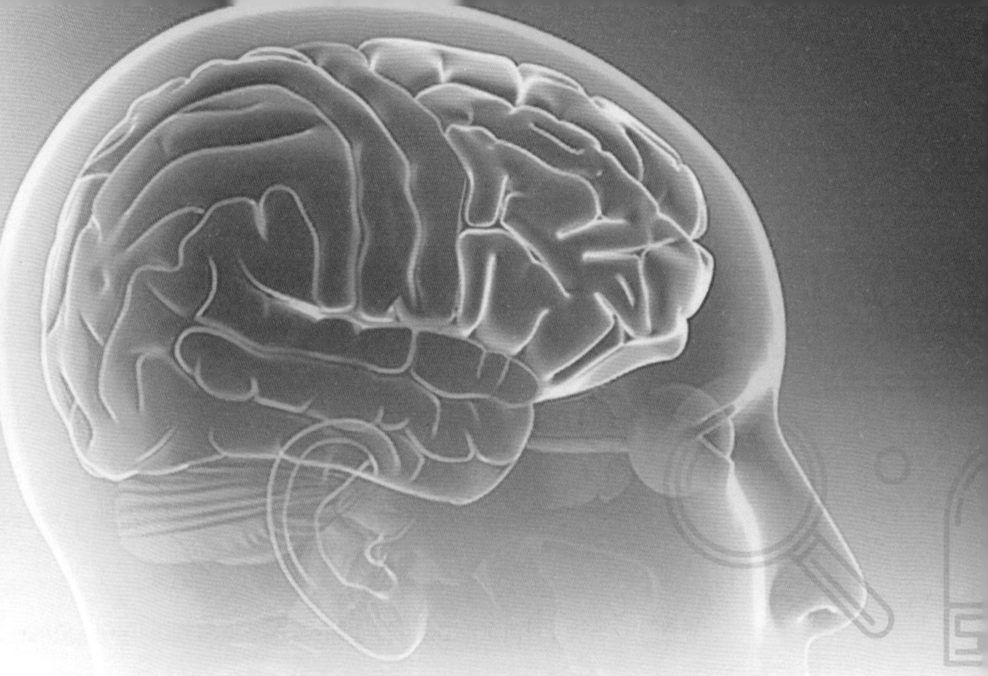

前额叶皮层

大脑边缘系统的英文名为 limbic system。limbic 源自于拉丁语，意为“边界”，意指边缘系统位于大脑皮层的边界位置。通常包含扣带回、胼胝体下区、海马旁回、海马回、齿状回、下丘脑、杏仁核、伏隔核等。

大脑对情绪的管理

现代科学研究表明，情绪并不是来源于所谓的“灵魂”或者“心灵”，而是大脑里亿万个神经细胞生理活动的结果。具体来说，情绪的主管是大脑里的前额皮层和边缘系统。

情绪神经科学创始人、哈佛大学心理学博士理查德·戴维森，提出大脑情绪的六个组成部分。

“铁棍盖奇”的故事
——“前额皮层掌控情绪”是如何被发现的？

曾经的神经科学界一直认为大脑的边缘系统是掌控人类情绪的主要结构，前额皮层只负责人类的理性。直到“菲尼亚斯·盖奇案例”的出现，打破了科学家原有的看法。

菲尼亚斯·盖奇的是一名铁路建筑师。因为一次工地上的意外，导致铁棍穿过了他的大脑。经过治疗后盖奇恢复了自由行动和正常思考的能力。可是，他身边的人却渐渐发现，菲尼亚斯和以前完全不一样了。以前的菲尼亚斯非常温和、谦虚，可是现在的他却变得脾气暴躁，经常无缘无故地生气，甚至动辄破口大骂。

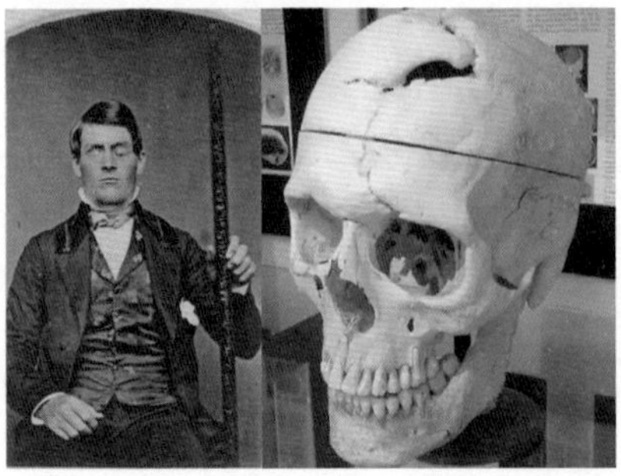

医生经过研究发现，铁棍刺破了盖奇的前额皮层，造成了不可恢复的损伤。这提示了科学家，人类大脑的前额皮层对于情绪的控制起到了关键的作用。经过后续一系列的研究，最终明确了前额皮层对情绪的掌控能力。

第一是情绪调整能力，主要由大脑左侧前额皮层和杏仁核掌管

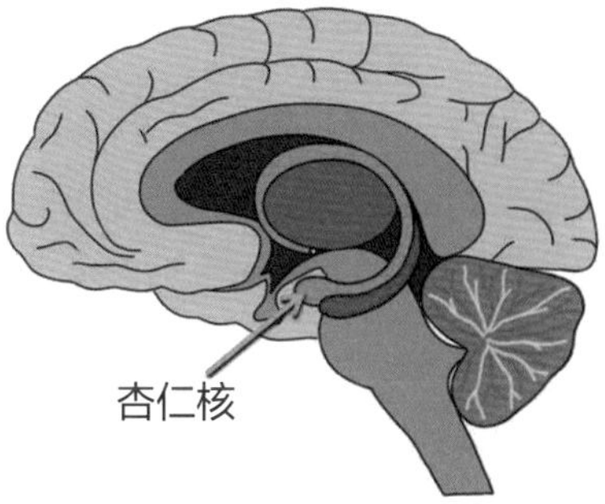

情绪调整能力是指当人面对挫折和困境的时候，是陷入崩溃绝望，还是百折不挠地坚持到底。情绪调整能力强的人在面对困难时能迅速地使自己的情绪恢复，而情绪调整差的人则需要缓慢恢复。这背后的机制是左前额皮质与杏仁核之间的神经通路越多，情绪恢复得越快，神经通路越少，恢复得越慢。

第二是生活态度，主要由大脑前额皮层和伏隔核掌管

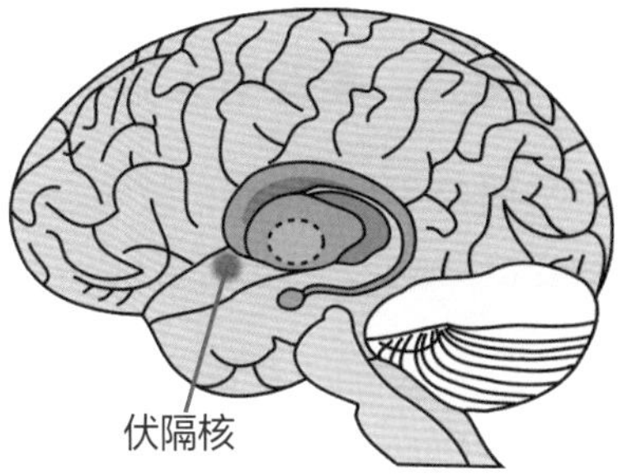

生活态度是指面对生活是积极还是消极，是乐观还是悲观。前额皮层输入的信号越多，伏隔核的活跃水平就越高，一个人的生活态度越偏向积极；相反，前额皮层输入的信号越少，伏隔核的活跃水平就越低，一个人的生活态度就越消极。

第三是社交直觉，主要由大脑梭状回和杏仁核掌管

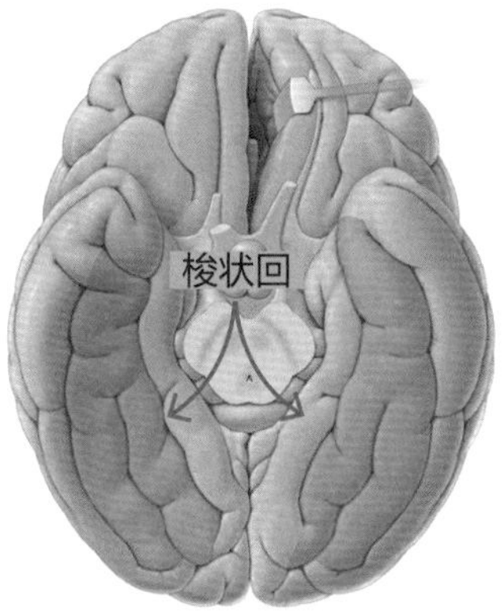

社会直觉是指人是否能清楚读懂别人所表现出来的心理状态或情绪状态。梭状回的激活水平越低，就越无法判断对方的面孔所传递的是什么情绪。杏仁核激活则使人焦虑，进而影响视觉对社交信号的捕捉。较低的梭状回活跃水平和较高的杏仁核活跃水平，是社交直觉迟钝的原因。

第四是自我觉察的能力，主要由大脑的岛叶掌管

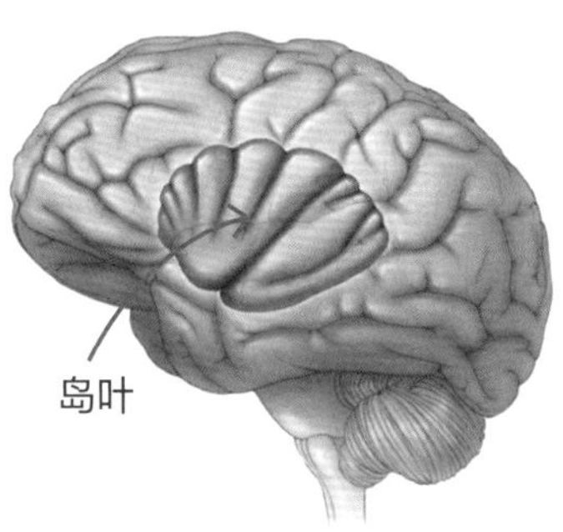

自我觉察的能力是指人是否能清楚地了解内在的自我。比如发脾气以后能否自我觉察到过于暴躁了。一个人的大脑的岛叶越活跃，自我觉察能力就越强，反之则相反。

第五是情境敏感，主要由大脑海马回掌管

情境敏感是指能否区分不同社交场合的交往习惯和规矩。比如一个人到朋友家拜访时，还和在自己家里一样随意，那他就是个情境迟钝的人，而情境敏感的人则会根据所处的环境不同，而调整自己的行为，作出更合时宜的举动。情境迟钝的人的海马回活跃水平较低，而情境敏感的人的海马回活跃水平较高。

第六是专注力，主要由大脑前额皮层掌管

专注力是保持注意力集中的能力。前额皮层及其中的神经递质多巴胺、血清素、去甲肾上腺素对专注力有着重要的作用。前额皮层可以增强我们希望关注的信号，比如老师正在讲课的声音，同时，它也可以减弱我们希望忽略的信号，比如教室外面嘈杂的声音。

如何改善我们的情绪

首先，要改变大脑

既然各种情绪的背后是不同的大脑运行机制，只要我们能够改变自己的大脑，就有机会改善我们的情绪。许多人认为一个人的大脑是固定不变的，其实恰恰相反，大脑的结构和活动模式在人的一生中都可能发生显著的变化，这就是大脑的可塑性。

认知行为疗法就是通过心理训练改变特定回路的大脑功能，掌握新的思维方式，让一个人更加健康地对自己的情绪、思想和行为作出反应，从而远离难过、冷漠、胡思乱想等不良情绪。

比如，一位同学考试考砸了，他可以认为“我是一个废物，我真没用，考试都考不好。”这就会导致他自暴自弃，进而陷入抑郁。但如果换一种想法，不要否定自己，而是否定事情本身：“考试没考好是因为复习的方向不对，我可以更加努力，复习更有针对性，下次一定有机会改善。”就不会把挫折当作灾难，陷入悲观和失望了。

其次，要改善培养环境

如果说大脑是可以“雕塑”的，那么环境的刺激则是重要的一把“刻刀”。不同环境对人类情绪的影响非常突出。2005 年的一项研究表明：同卵双胞胎的生活经历越相同，他们所表现出来的遗传学特征越相近；但是，如果他们是在不同环境下长大的，那么他们 50 岁时所表现出来的差异是 13 岁时的 4 倍。家长和老师要想办法让孩子在一个无忧无虑、充满关爱的环境中成长，多给孩子一些尊重、肯定和鼓励。这样可以改变特定基因的表达，重塑儿童的大脑和情绪风格，让他们变得更加活泼、开朗和自信。

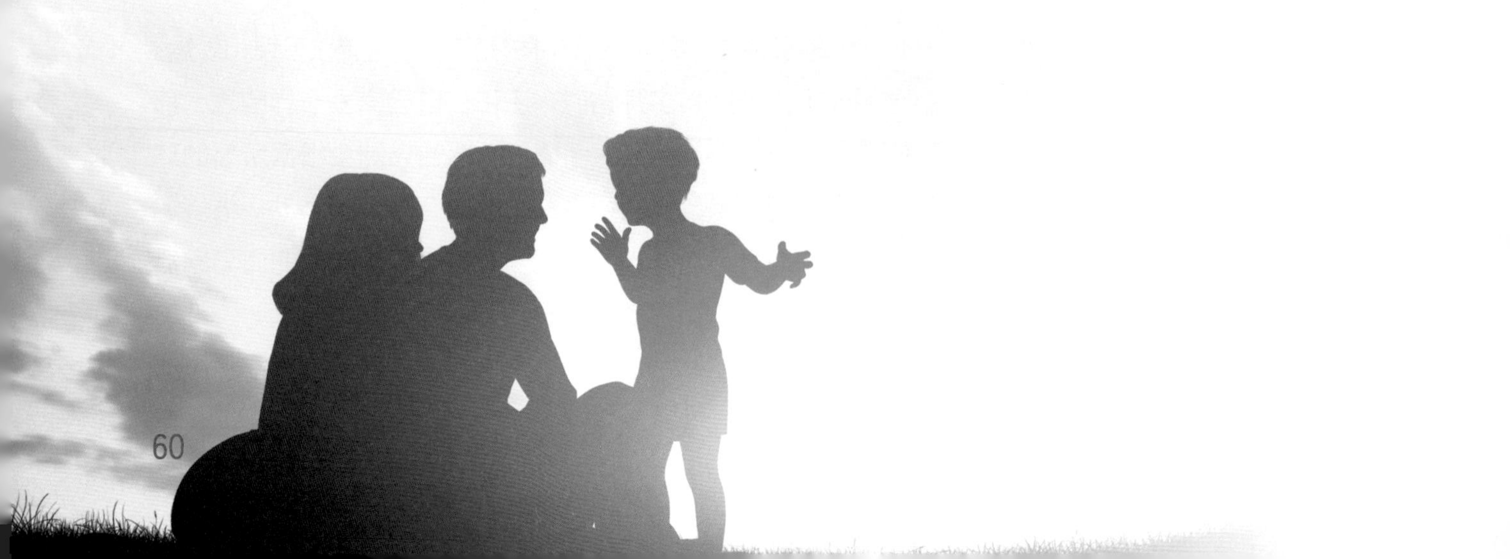

人的智力是天注定的吗

你将了解：

聪明的大脑有什么不同之处

人的智力是否会发生改变

智力测试是否科学

大脑是主管人类智力的器官。智力在现代社会的生存中显得异常重要。学习靠智力，工作晋升靠智力，就是行军打仗、造桥开路靠的也是智力。智力成了拉开人与人之间差距的重要因素。这造成了许多人对优秀者形成了智力崇拜。觉得他们的大脑就是天赋异禀，骨骼惊奇，而看看平凡的自己不免有些自卑。可是事实真的是这样吗？

高智商的大脑并没有独特之处

在脑科学研究领域，对名人大脑的研究一直没有停止过。科学家希望发现一些聪明人大脑的独特之处。然而，结果都令人失望。比如，俄罗斯莫斯科智力研究所在进行了多年绝密保护的研究之后，得出了以下结论：迄今为止透视伟人大脑的结果，所发现的“最大秘密”，就是毫无秘密。的确，对笛卡尔、爱因斯坦以及列宁的大脑解剖研究，并没有发现什么独特之处。

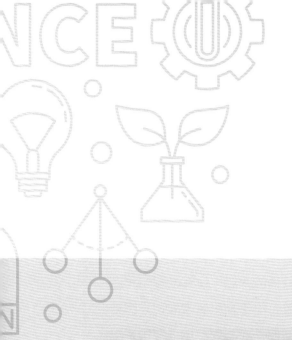

最聪明的人类大脑

爱因斯坦的大脑被认为是“最聪明的人类大脑”。爱因斯坦自己也觉得自己挺聪明的。本着科学家求真务实的科学精神，爱因斯坦承诺在他死后将他的大脑捐献出来用作科学研究，以让人们发现这个最聪明的大脑是否有独特之处。

而科学家研究的结果却让人非常失望。这是一个非常普通的大脑，没有发现有什么特别的地方，甚至还有一点点脑萎缩和轻度的自闭症。后来，终于有科学家发现爱因斯坦管理手部的脑回特别发达，但分析的结果认为这是爱因斯坦长期喜欢拉小提琴锻炼出来的。

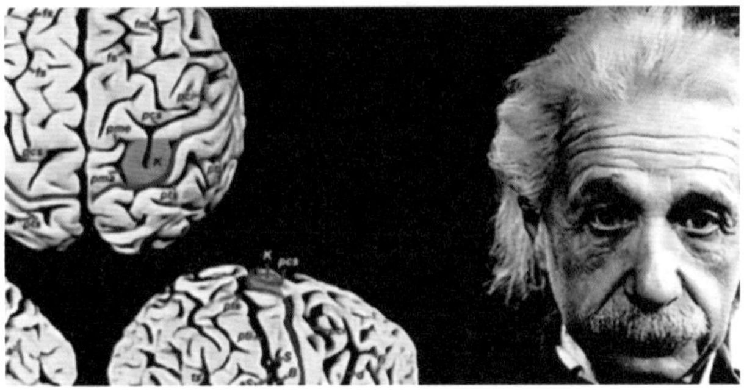

爱因斯坦的大脑中管理手部的脑回（图中红色部分）特别发达

我既不聪明，也不特别有天赋，我只是充满好奇。

——爱因斯坦

爱因斯坦青年时期曾在专利局工作。20 世纪火车的大量投用对列车运营提出了更高的要求，大量专利被创造出来。作为专利局的青年工作人员，爱因斯坦开始接触这些专利并促使其思考时间和空间的关系。专利局的工作比较轻松，再加上其有轻度自闭症，不爱社交，这让爱因斯坦有大量的时间进行科学思考和研究。当然，最重要的是他对物理学的痴迷，才有了天才的相对论的提出。作为一个 3 岁才学会说话，大学毕业并没能留校工作的科学家，爱因斯坦自己也说过：“我并没有什么特别的天赋，只不过对科学有狂热的好奇心而已。”

人的智力一直在变化

小黄医生说脑：智商天注定吗

如果说优秀人物的大脑并没有什么特别之处，那么是什么原因促使他们平凡的大脑变得优秀呢？难道智力在人的一生中会因为际遇的不同发生改变，让一颗平凡的大脑变得不平凡？

下面这项研究发人深省。英国伦敦大学学院神经成像中心研究团队发表论文，提出青少年智商会随年龄增长出现明显变化。高智商的孩子并不一定能一直保持下去。相反，在低年级表现并不出色的学生，将来也可能会有所成就。

研究团队分别在 2004 年和 2008 年对 19 名男孩和 14 名女孩进行跟踪式的脑部扫描和智商测试。智商测试分为口头测试和书面测试两部分。口试主要涉及数学、英语、记忆和知识面等；笔试主要侧重于空间推理、图片分析等方面的能力。结果显示，部分接受测试的青少年在平均年龄 14 岁和 18 岁时智商出现明显提高或者明显下降，39% 的青少年在口头智商测试方面发生变化，21% 的青少年在书面智商测试方面发生变化。

人的智力并不是一成不变的，它会随着自身的努力、生活的境遇等发生改变，所以人的后天努力和环境显得非常重要。

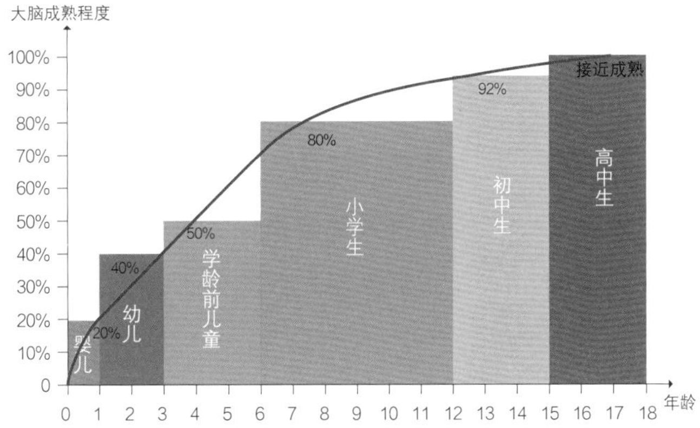

人类智力发展图

本图根据美国著名的幼儿心理和教育专家本杰明·布卢姆的理论绘制。他对近千名儿童进行了从出生到成年的跟踪研究，发现人的智力会随着年龄的增加而改变，5 岁以前是智力发展最为迅速的时期。

智力测试是否科学

智力测试自从诞生以来就碰到过不少“打脸”的情况。许多被检测为高智商的孩子，长大后并没有什么成就。相反，不少智力平平的孩子成年后反而功成名就。一方面，人的智力确实会发生动态改变，而智力测试仅仅反映的是某一个时间点的静态结果。另一方面，智力测试是人设计的，必然有局限性和考虑不周的地方。目前对脑科学的研究还有许多空白，人类对脑功能和高级认知功能还没有充分的认识。在这种情况下所设计的智商测试必然会有不客观的情况出现。

智力测验测得的智商大多数反映的是获得知识与技能的能力，而不是发现新情况、创造新事物的能力。智力测验是鉴定智力的重要方法，但不是唯一的方法，更不是万能的方法。所以单凭智商作结论或把人所表现的能力分成若干等级，甚至以此为唯一标准决定培养目标或判定是否成长等，都是不科学的，甚至是完全错误的。

智力测试是怎样发明的

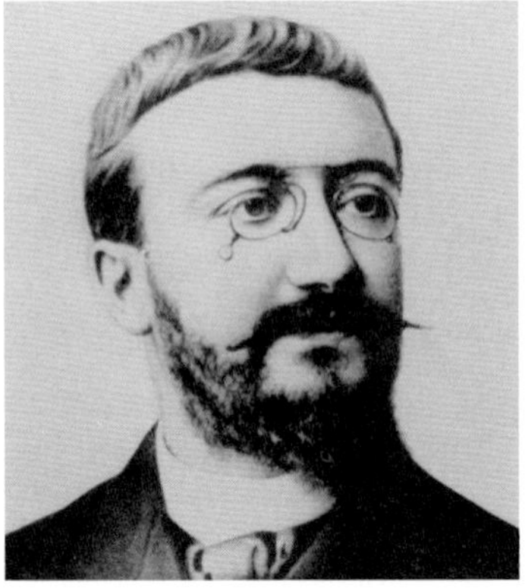

阿尔弗雷德·比奈（Alfred Binet，1857 年 7 月 -1911 年 10 月），法国实验心理学家、智力测验的创始人，生于法国尼斯

现代智力测验开始于 1904 年法国早期心理学家阿尔弗雷德·比奈和西奥多·西蒙对智慧能力的评估。当时法国政府面临着儿童教育中学生们存在着极大个体差异的问题。一些儿童似乎很难从正规的学校课程中获得益处，他们需要特殊的课程来学习。然而学校和教育部门对如何正确甄别出有特殊需要的儿童却束手无策。

法国教育部部长任命比奈等人来研究这个问题。比奈接到任务后，和他的合作者西奥多·西蒙决定使用测验的方法，即编制一种客观的测验，来甄别出那些在正规课堂上感到困难的儿童。所以，他们编制了多种推理和问题解决的题目，并反复进行测试，最终形成了世界上第一版的智力测试量表（比奈 - 西蒙智力测试量表）。

比奈 - 西蒙智力测试量表的目的，只是甄别出需要特别关注的学生并帮助他们，同时促进儿童教育的发展，而并不是用来预测某人是否天赋异禀或未来会不会有成就。比奈本人也坚信智力测验并不能像用米尺测量身高一样，来测量人们的先天智力，因为智力并不是一个维度上的固有属性。

所以，既不要为自己的智力高低而自喜或自卑，也不要去崇拜学霸的大脑或鄙视别人的愚笨。虽然每个人生下来天赋不同，但只要是健康的正常人，大家的脑力都差不多。只不过因为努力的不同、境遇的不同带来了命运的千差万别。在认识到这点以后，我们更要努力开发自己的大脑，才能不辜负上天赐给我们的“万物之灵长，宇宙之精华”的智慧器官。

想一想

1. “人人生而平等”这句话是否有脑科学依据？
2. 努力学习和艰苦训练是否可以提升我们的智力？

3

守护大脑健康

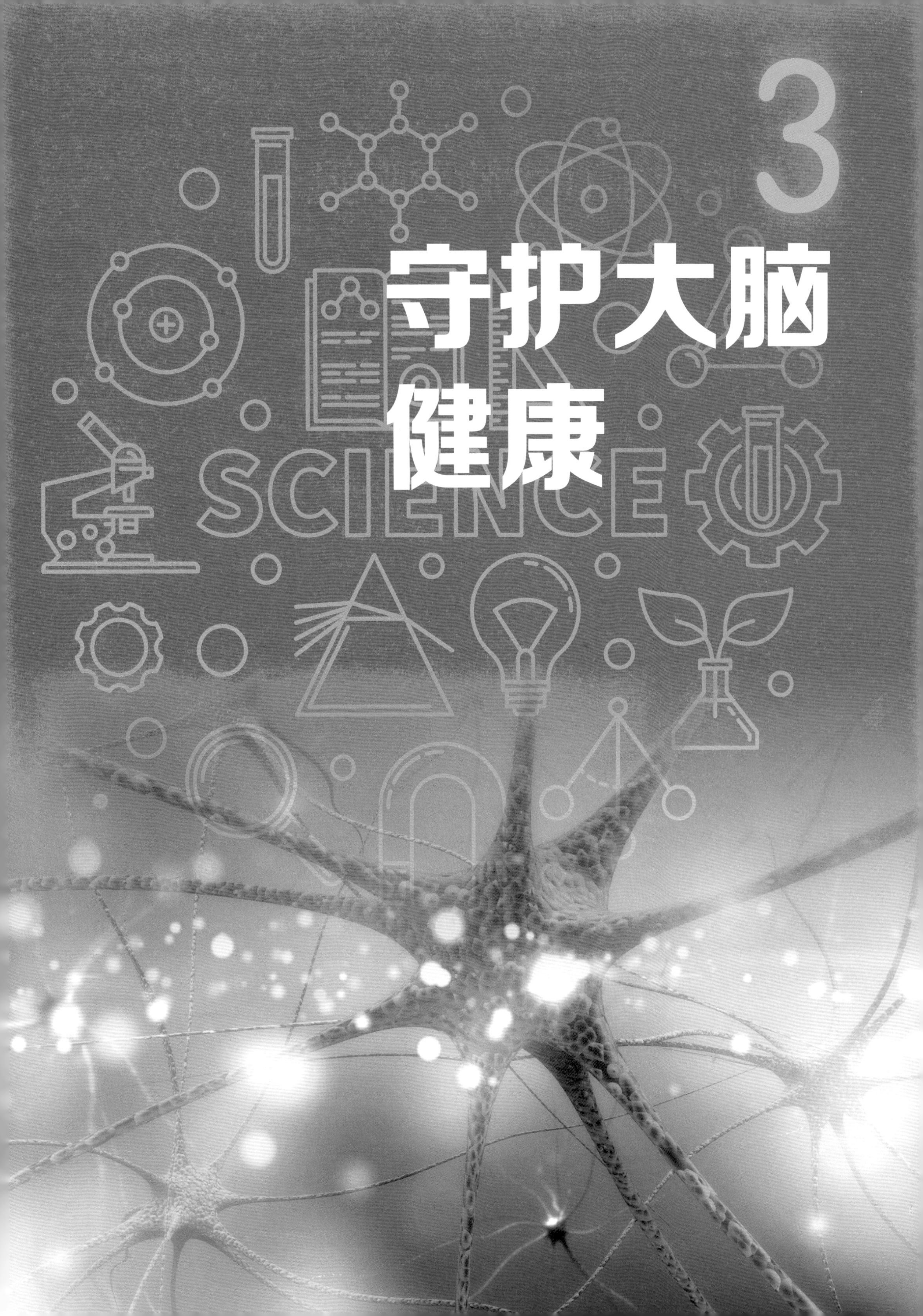

这样吃才能让大脑更聪明

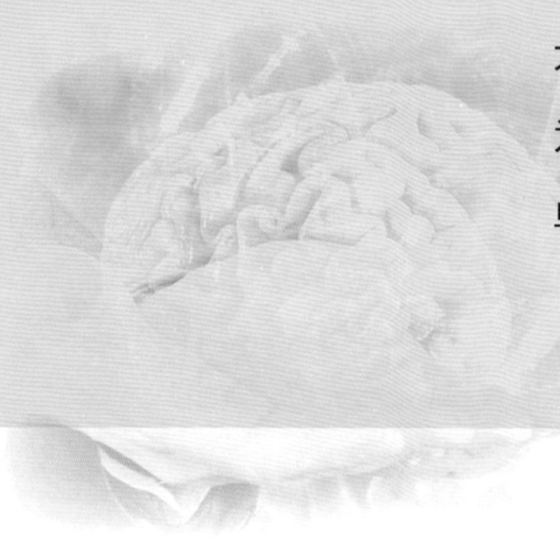

你将了解：

大脑喜欢什么样的食物

为什么多喝水才能“洗脑”

早餐对学习和工作的重要性

我们每个人都希望自己变得更聪明。聪明就是耳聪目明，反映的是大脑对信息的接收和分析能力。聪明所依赖的是健康的大脑，健康的大脑是聪明的基础。只有健康的大脑才能发挥正常甚至超常的脑功能，使我们思维敏捷、思路开阔。那么怎样通过饮食调整让我们拥有健康的大脑呢？

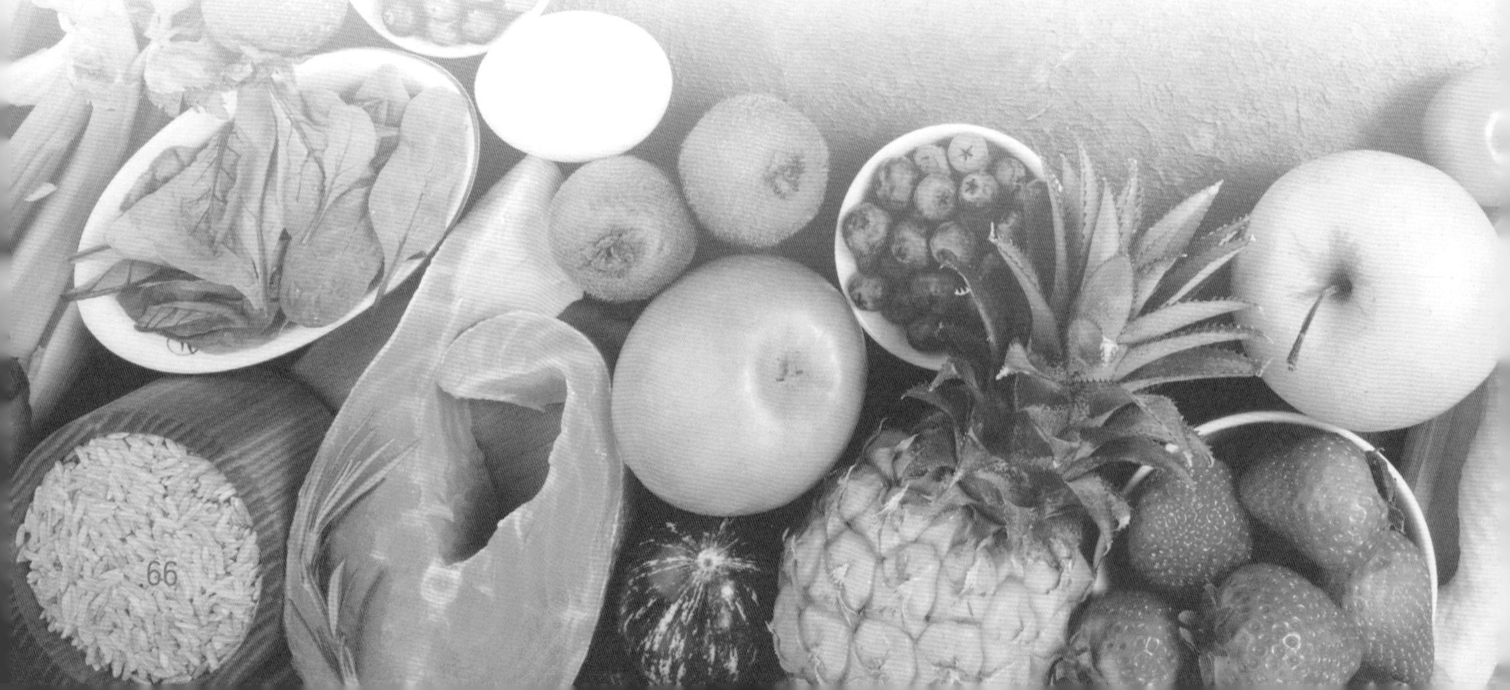

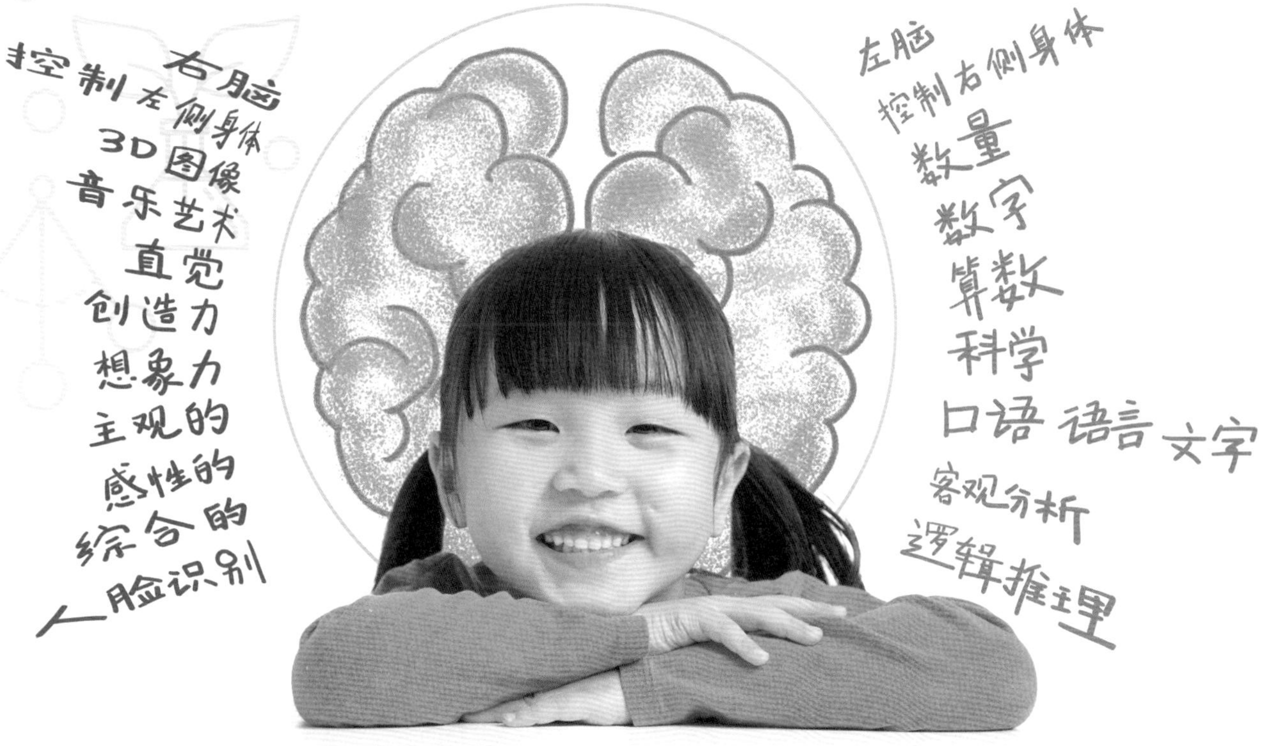
右脑
控制左侧身体
3D图像
音乐艺术
直觉
创造力
想象力
主观的
感性的
综合的
人脸识别
左脑
控制右侧身体
数量
数字
算数
科学
口语 语言 文字
客观分析
逻辑推理

舌尖上的大脑

大脑是一个标准的“吃货”：虽然它只占有 2% 的体重，却要“吞掉”我们身体超过 20% 的能量。作为一个复杂的中枢系统，大脑每分每秒都离不开大量营养物质的支撑。如果要保证大脑健康正常地运转，就一定要明白“吃货”的口味，请注意一下几个关键词。

小黄医生说脑：儿童吃什么可以补脑

关键词一：新鲜

大脑喜欢新鲜的信息，在食物的选择上，大脑也喜欢新鲜。新鲜的食物能够促进大脑内神经干细胞的生长和分化，延缓大脑的衰老。这意味着，过期的、霉变的食物不能吃。油炸的、烧烤的尽量少吃。新鲜的肉类、蛋类、瓜果、蔬菜，这些食物非常有利于大脑的保养。相反，长期吃不新鲜的食物会导致大脑神经干细胞的凋亡，不利于大脑细胞的自我更新。对于正在成长中的青少年来说，神经干细胞的凋亡非常不利于大脑的成长。

神经干细胞是指存在于神经系统中，具有分化为神经元、星形胶质细胞和少突胶质细胞的潜能，从而能够产生大量脑细胞组织，并能进行自我更新的细胞群。

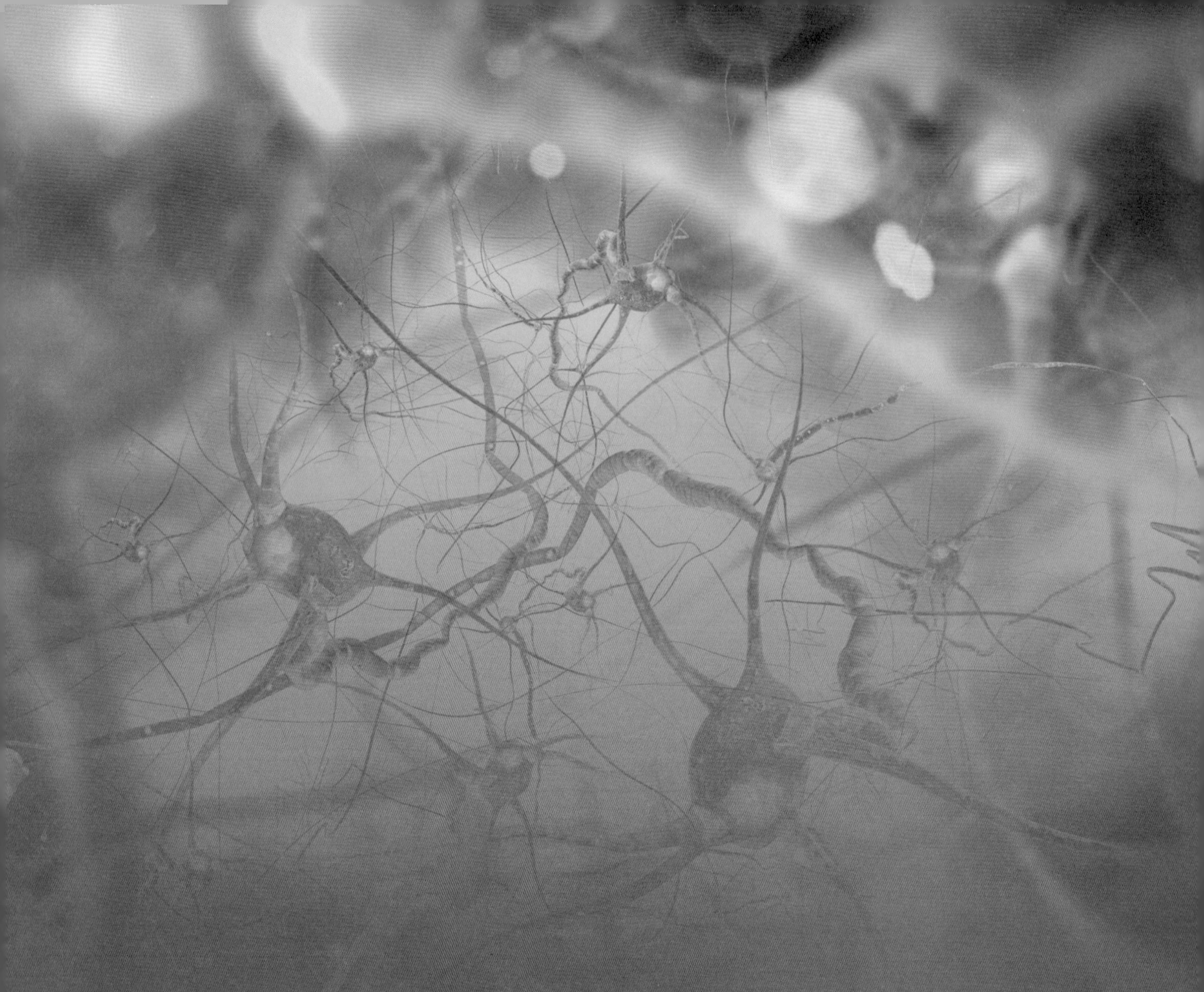

关键词二：葡萄糖

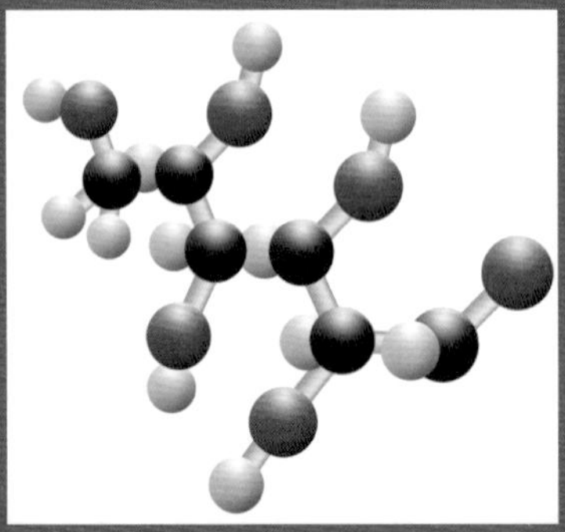

葡萄糖

大脑作为人体高效工作的“总司令部”，最主要能量来源是葡萄糖的分解。如果要想让大脑健康高效地工作，一定要做到“粮草充足”。许多人在选择营养品的时候，更加重视的是卵磷脂、维生素、不饱和脂肪酸和各种必需的氨基酸，却忽视大脑所赖以生存、每分每秒都不能断的能量来源。碳水化合物是葡萄糖的主要来源，所以保证其足够的摄入，是非常重要的。尤其是早餐，合理的碳水化合物摄入可以保证你精神学习一整天。如果葡萄糖摄入不够就进行高强度的学习，会引起注意力不集中，学习效率低下，甚至导致头晕、恶心等症状。若大脑长期在缺乏能量的情形下工作，容易因为细胞衰竭而引起多种脑疾病。

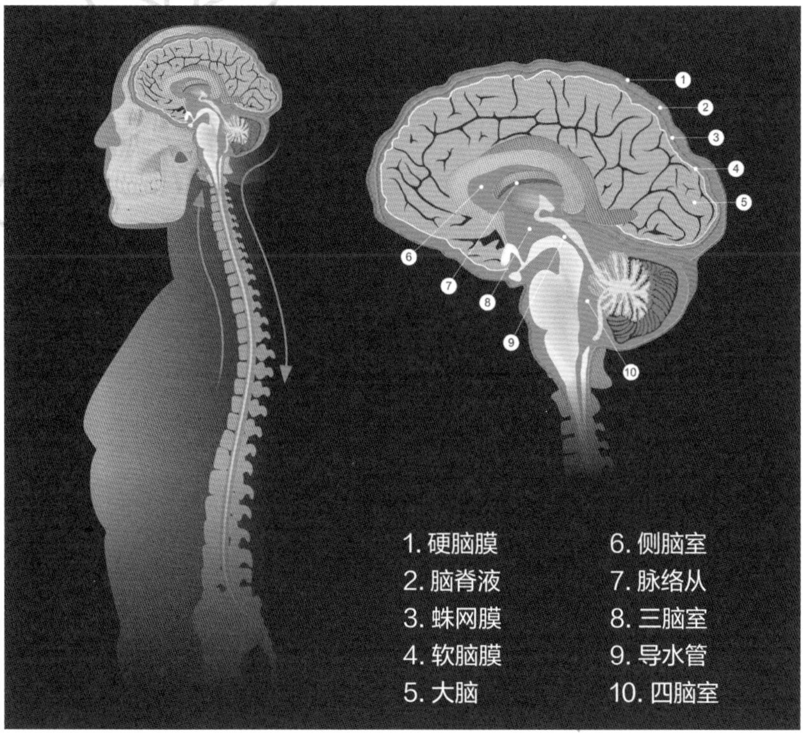

大脑中脑脊液的循环模式

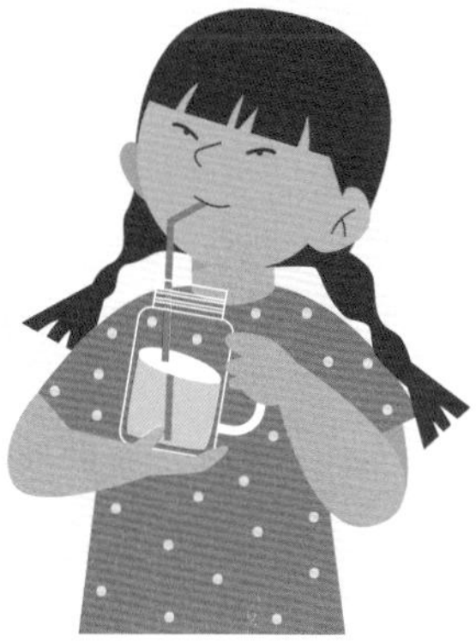

脑脊液是存在大脑和脊髓里的一种无色透明的液体。总量为130 ~ 150mL。平均每日产生量为400 ~ 500mL。我们的大脑和脊髓实际上是“泡”在脑脊液里的。脑脊液一方面保护着整个脑及脊髓，对外力冲击起到缓冲作用。另一方面在清除代谢产物及炎性渗出物方面，起着身体其他部位淋巴液所起的作用。

关键词三：水

是的，你没有看错。如此“普通”的水却是大脑赖以生存的必需元素。水是大脑的主要成分，大脑的 80% 都是水。大脑的排毒主要靠脑脊液，而脑脊液 90% 以上的成分都是水。大脑经过高强度的工作后会产生许多代谢废物，它们大多是对大脑有毒有害的物质，需要通过脑脊液的“洗脑”将这些有毒有害物质排出体外，才能保证大脑继续健康地工作。所以一定要保证充足的水分摄入，才能让身体产生足够的脑脊液，促进大脑的排毒。

神奇的“洗脑”

“睡眠时，每隔 20 秒，就有一波新鲜的脑脊液冲进大脑里！”2019 年著名科学杂志 *Science* 刊发了一则重磅发现，更加深刻地诠释了脑脊液“洗脑”对大脑的重要性。

研究人员用头部核磁共振扫描了志愿者的大脑，结果显示：新鲜的脑脊液波有节奏地流入熟睡中的大脑，模式明显，流量很大。共同作者，波士顿大学的神经科学家和工程师 Laura Lewis 说：“我从来没像现在这样惊讶过，太惊人了。”

醒着的时候，脑脊液也会流进流出大脑，只不过流量较小，就像是潺潺溪流。睡眠时，则演变成了脑脊液海啸。

研究表明，脑脊液在洗脑的过程中可以帮助大脑冲洗出大量有毒有害物质，其中包括了阿尔兹海默症的元凶之一 β 淀粉样蛋白。

小·黄医生说脑：我们每天都被洗脑

关键词四：均衡

保持健康的秘诀是均衡饮食，大脑的健康也不例外。均衡的健脑食谱，要注意以下四个方面。一是必要的蛋白质和脂肪。高质量的蛋白质，如鱼肉、鸡肉、猪瘦肉、牛肉等，有助于脑细胞结构组成。健康的脂肪，如坚果、深海鱼类，可以维护脑细胞的细胞膜和髓鞘结构。二是荤素的合理搭配。三是含乙酰胆碱和核糖核酸的食物，比如动物脑及肝脏、绿叶蔬菜、黑鱼子酱、蛋类食品、麦芽糖、大豆卵磷脂和豆类食品。它们可以给大脑带来活力，充分提高记忆力和工作效率。四是不可忽视维生素和矿物质。如维生素 C 能使脑细胞的结构坚固，充足的维生素 C 可使大脑功能灵活、敏锐。而缺锌，会导致注意力不集中，更为严重的可能会导致多动症。缺铁，会使人疲倦、乏力、无神。由于维生素和矿物质很难从食物中全面摄取，可以考虑购买市面上的复合维生素矿物质胶囊，每天一粒，简单方便。

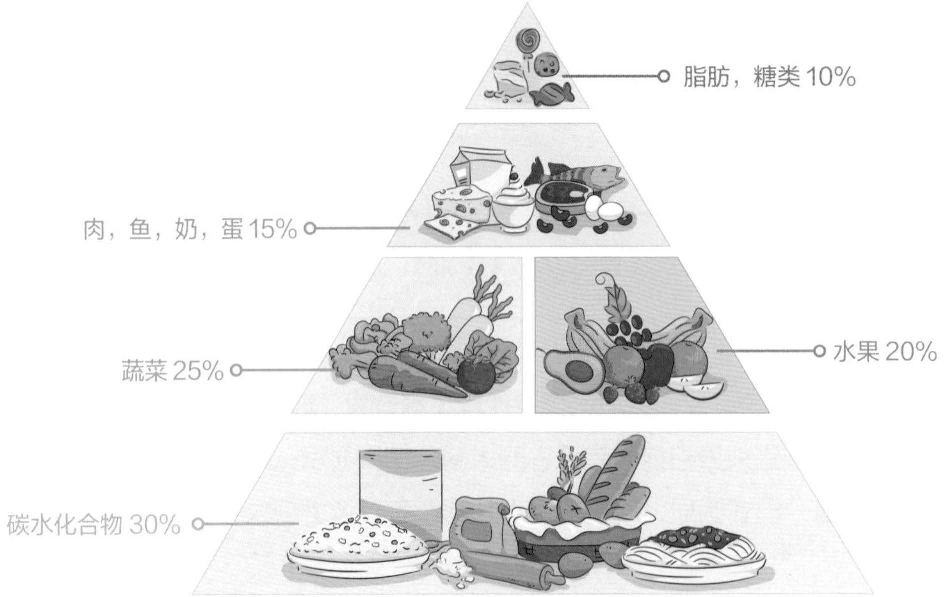

均衡的食物金字塔

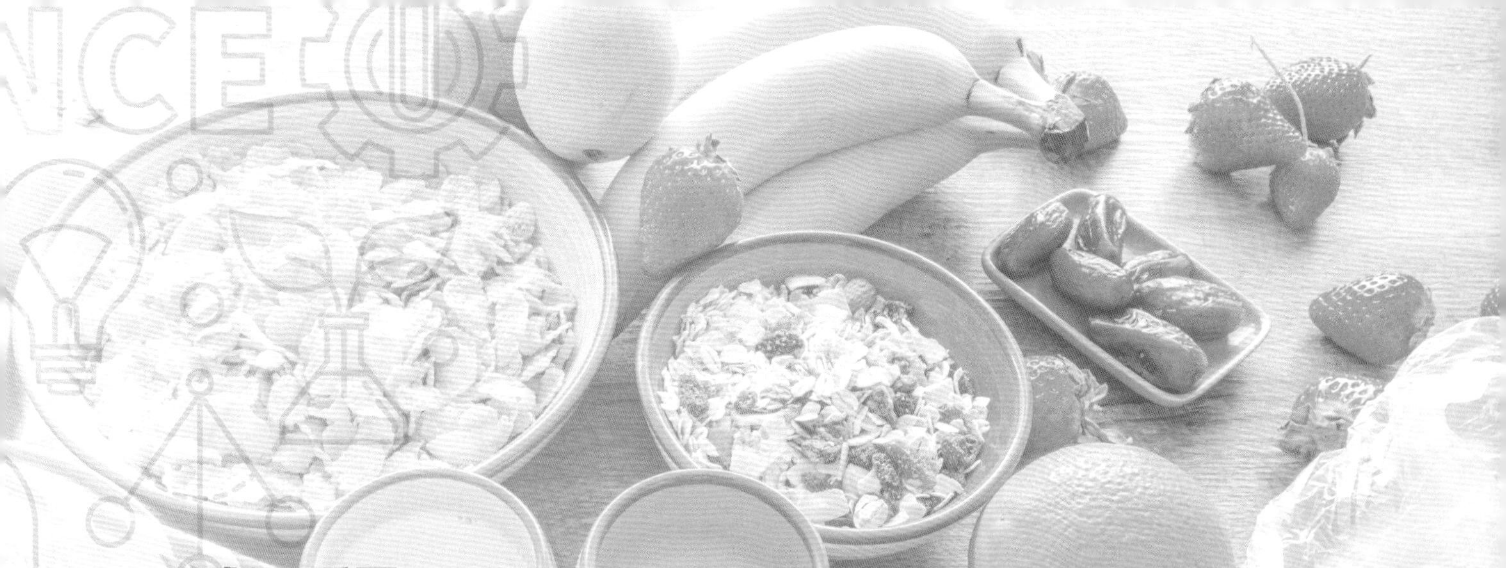

早餐最重要

早餐对大脑营养的重要性可以从一项非常著名的研究中看出。这项研究将1000多名学生分成两组，一组是正常吃早餐的学生，另一组是不吃早餐的学生。结果发现：吃早餐组的学生学习成绩更好，注意力更集中，也更少生病。这是因为身体经过了一夜的睡眠，已经处于能量和营养物质缺乏的状态，早餐是给身体各部位特别是大脑补充营养的最佳时机。另一项脑科学的研究表明，富含碳水化合物的早餐，更有利于提高学习成绩。有人可能会问，碳水化合物热量太高，不是不利于健康吗？的确，高热量食物不利于大脑健康，而且高热量导致的肥胖对大脑有害，并让阿尔兹海默症的风险成倍增加。所以，这里说的碳水化合物特指复合的、低血糖指数的碳水化合物，包括全麦食品，蔬菜和低糖水果（梨、柚子、橙子、柠檬、桃子、枇杷、菠萝、草莓、樱桃、葡萄、番茄等）。

小黄医生说脑：午餐吃什么补脑

做一做

请从以下每一种食材中选择一项或几项组成你的早餐食谱。

1. 碳水化合物：全麦面包、面条、麦片
2. 肉类：鱼肉、鸡肉、猪瘦肉、牛肉
3. 蔬菜：新鲜绿叶蔬菜、黄瓜、番茄、胡萝卜
4. 蛋类：鸡蛋、鸭蛋、鹌鹑蛋
5. 奶制品：鲜牛奶、酸奶、羊奶制品
6. 水果：梨、柚子、橙子、柠檬、桃子、枇杷、菠萝、草莓、樱桃、葡萄、番茄
7. 坚果：花生、核桃、板栗、松仁

睡觉是为了更好的学习

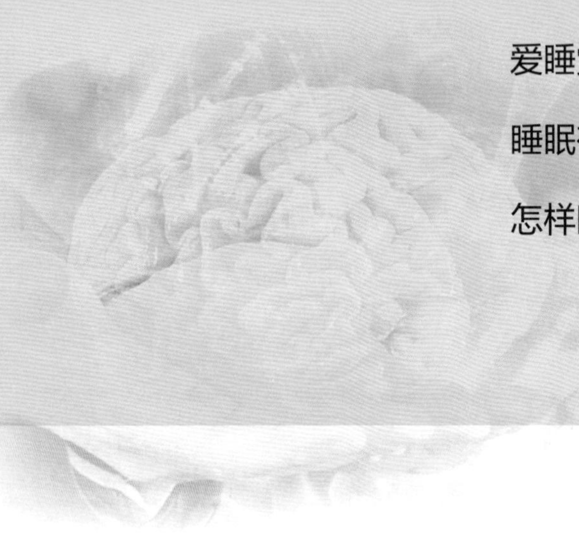

你将了解：

爱睡觉不一定是偷懒

睡眠有利于学习的两个原因

怎样睡觉可以提升学习效率

麻省理工大学的大脑与认知科学系研究人员在《自然》合作刊物《学习科学》上发表论文，研究的结论为：多数睡眠时间充足的学生，学习成绩更好！这项科学研究，再一次将睡眠对于学习的重要性展现在我们面前。

爱睡觉不一定是偷懒

人的一生大约有三分之一时间是在睡眠中度过的。花这么长时间用来睡眠，足以说明它对人类的重要性。可以说睡眠质量的好坏深刻影响了我们大脑处理信息与适应环境的能力，当然，这其中也包括了学习能力。

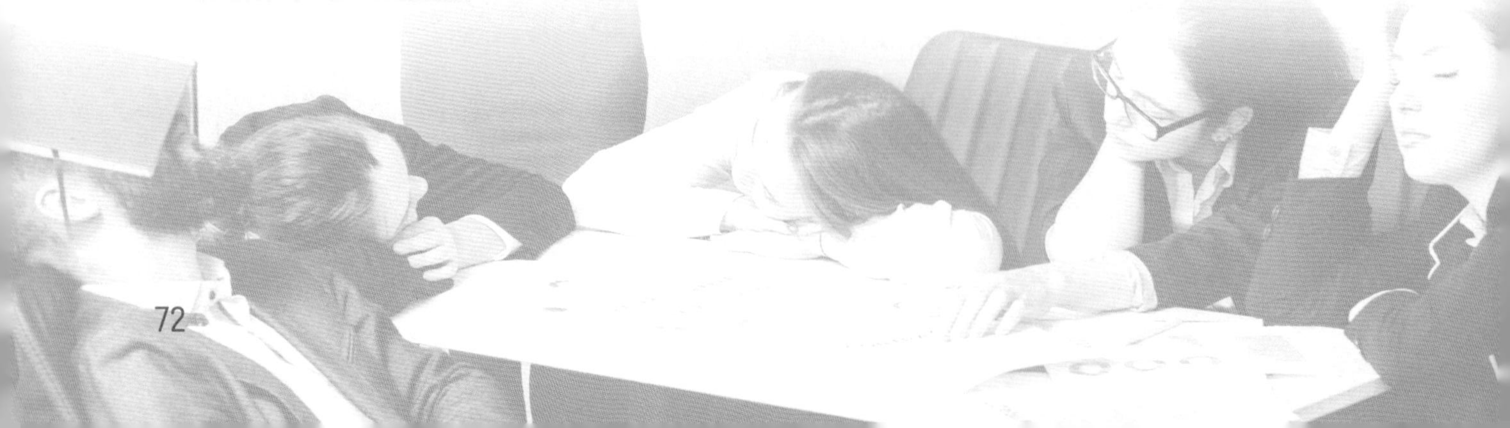

不幸的是，在人们的传统认知中，总是把学生爱睡觉和偷懒联系在一起，似乎睡眠和学习是势不两立的。然而，现代神经科学告诉我们，睡眠是提升学习效率的重要环节，睡觉也是学习的一部分。人的睡眠不足，不仅会导致注意力不集中，更会影响一个人的认知能力，一个连续 17 小时不睡觉的人，其认知能力大约相当于一个血液酒精度为 0.05% 的人。长时间不睡觉持续学习，对提高学习成绩非但没有太大的作用，相反还会产生比较大的负面影响。不好好睡觉的学生，看起来非常努力，但是学习成绩往往一般。

2022 年北京冬奥会冠军谷爱凌也分享了自己取胜的“秘密武器”——每天睡够 10 小时。谷爱凌认为睡眠可以促进身体的恢复和发育，更重要的是：对于当天学习的内容进行复习以后再去睡觉，第二天起来发现对新知识的掌握更加牢固。

睡眠有利于学习

原因一：睡眠是信息整理的关键期

睡眠之所以在学习中起到如此重要的作用，其原因在于大脑对于记忆的独特工作模式。大脑里主管记忆的关键部位是海马回。而海马回工作的时间就是人熟睡的时候。所以睡眠对于学习来说至关重要，这是大脑整理学习内容的最佳时刻。如果睡眠质量不高或者睡眠时间不足，就等于不给大脑海马回工作的时间。这样白天刻苦努力输入的大量信息得不到有效的整理，无法刻入大脑皮层变成长期记忆，反而会被大脑全部删除掉，等于白学一场。

小黄医生说脑：睡眠学习法到底靠谱吗

大脑的海马回在人类的记忆中扮演着重要的“判官”角色：判定进入大脑的信息是否需要刻入大脑皮层成为长期记忆或者直接删除。

相反，好好睡觉就能巩固白天学习所获记忆，将其转化为长期记忆。而且这个过程不只是强化记忆，还能提高大脑从记忆中找出潜在规律的能力，即发现解决问题的新办法。相信不少人都有过这样的经历：前一天晚上难以解决的问题，第二天早上一觉醒来发现这个难题已经能解决了！

原因二：睡眠是真正的休息

同学们可能有这样的体验：学习累了想休息一下，于是就打打游戏或者刷视频，没想到玩了紧张刺激的游戏或者刷了视频，搞得自己更累了，学习起来更加分心。

这是因为我们休息的时候仍然把自己置身于“紧张和危急”

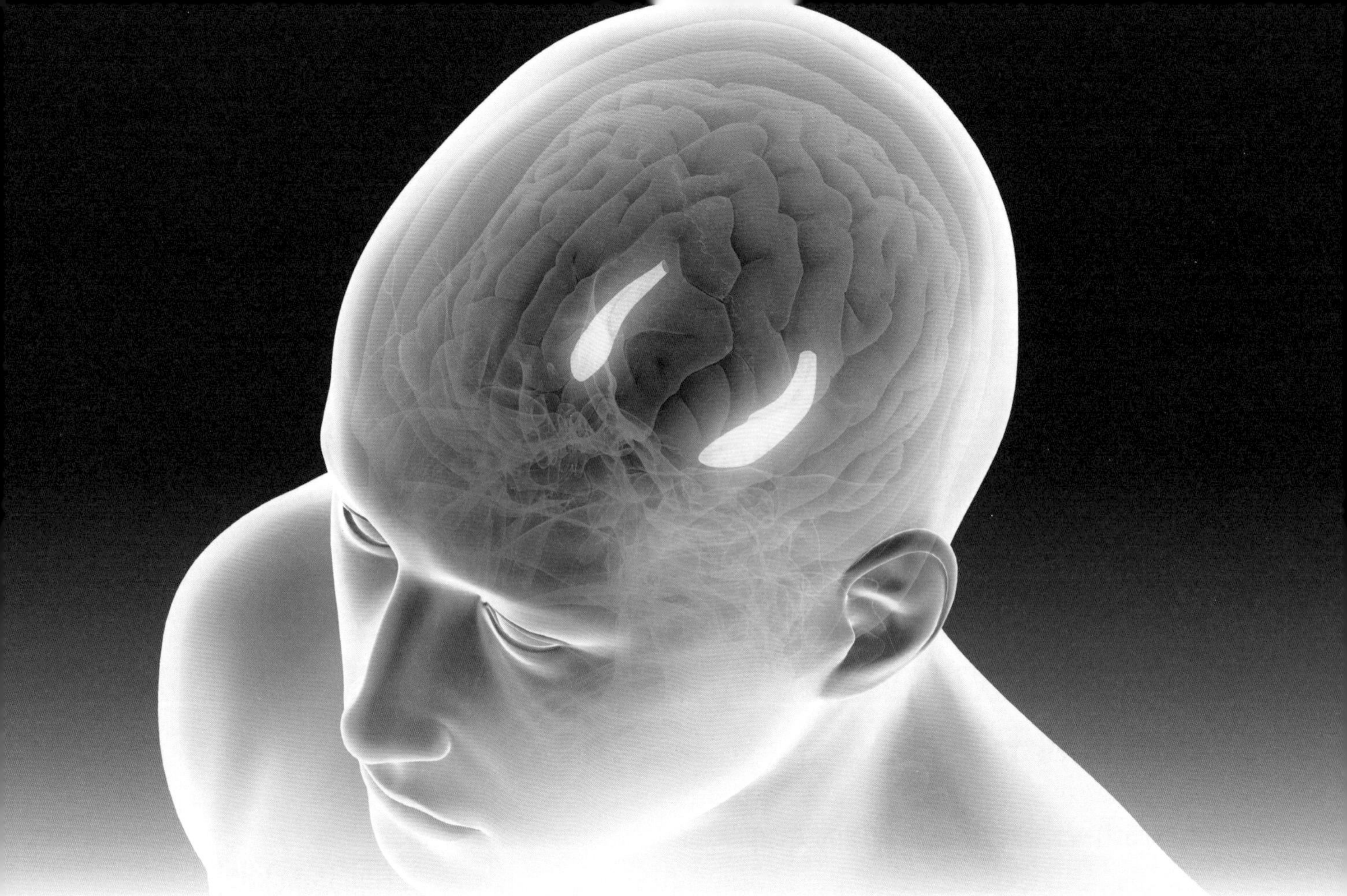

大脑的海马回

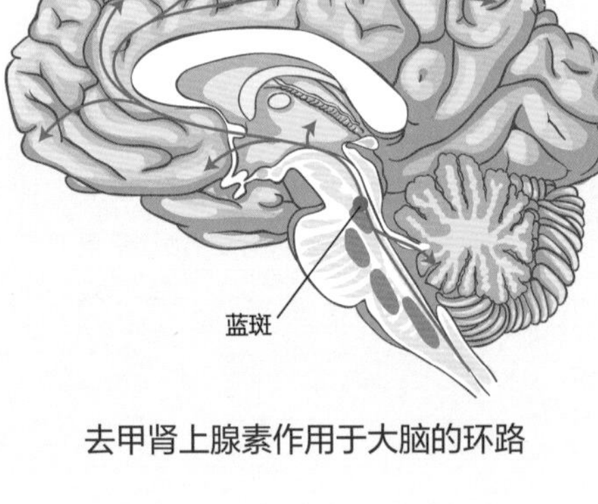

去甲肾上腺素作用于大脑的环路

之中，刺激着机体分泌大量去甲肾上腺素以至于该类激素消耗殆尽。而去甲肾上腺素是保持学习时注意力集中的关键激素之一。如果去甲肾上腺素“余额不足”，自然无法专心学习。

所以，那些让你的机体更紧张的“休息”（比如刺激的手机游戏、刷视频、高度紧张的极限挑战类游戏等）并不是真正的休息，只会让你越来越累。真正的休息一定要把握舒缓的原则：或闭目养神，或发呆分神，或听舒缓的音乐、白噪音，或在沙滩、草地放空自己感受自然的气息，才能真正让你的去甲肾上腺素减少分泌，为随后紧张的学习储备能量。而人处于睡眠状态时，去甲肾上腺素几乎停止分泌，是储备学习中各种激素最好的时间。

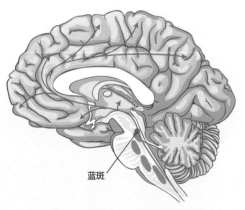

怎样睡觉才能提升学习效率

既然睡眠如此重要，那我们怎样睡觉才能提高学习效率呢？

第一，尽量保证完整周期的睡眠

人的睡眠周期可以分为快速眼动睡眠与非快速眼动睡眠两个阶段。两者结合构成一个完整的睡眠周期，在 90 分钟左右。海马回的工作模式也是按照人的睡眠周期交替进行的，特别是非快速眼动睡眠期，海马回工作效率最高。如果在睡眠周期中被闹钟叫醒，等于打断整周期睡眠，干扰了大脑的记忆工作，必然降低记忆的效率。所以我们提倡睡觉睡完整周期比较好，即从入睡开始算起，睡 5~6 个周期，大约 7.5~9 小时，这将有利于大脑整理记忆信息，提升大脑的工作效率。

人类睡眠周期理论

根据国际睡眠医学和睡眠脑电图的提示，正常人类的睡眠周期分两个时相：非快速眼动睡眠期（NREM）和快速眼动睡眠期（REM）。非快速眼动睡眠期（NREM）分为四个阶段（入睡期、浅睡期、熟睡期、深睡期）。这四个阶段虽然脑电波变化大，但均不出现眼球快速跳动现象，故统称为非快速眼动睡眠（non - rapid eye movement sleep，简称 NREM）。

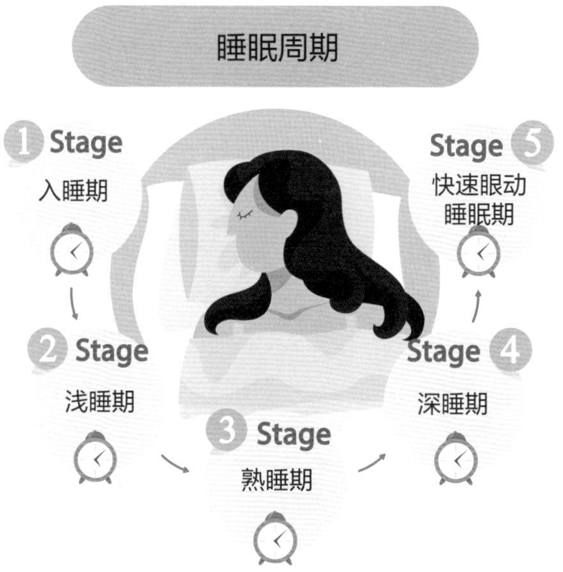

快速眼动睡眠期是睡眠的第五个阶段，该阶段脑波迅速改变，出现与清醒状态时的脑波相似的高频率、低波幅脑波，但其中会有特点鲜明的锯齿状波。睡眠者眼球会呈现快速跳动现象，故被称为快速眼动睡眠（rapid eye movement sleep，简称 REM）。如果此时将其唤醒，大部分人报告说正在做梦。因此快速眼动睡眠期成为科学家研究做梦的重要阶段。

NREM 与 REM 交替出现，交替一次称为一个睡眠周期。每个周期 90 分钟左右，每夜通常有 4~5 个睡眠周期。

想一想

睡觉时听英语可以提升学习效率吗？

有的同学喜欢戴着耳机睡觉，一边听英语或者音乐。认为这样可以培养语感或者放松情绪。但是根据脑科学的原理，这种方法会严重影响学习效率。海马回之所以在人睡眠的时候整理信息，最关键的信号是在睡眠的时候大脑停止了信息输入。记住，关键是停止信息输入。只有在信息停止输入后，海马回才能好好地整理信息。如果戴着耳机睡觉，大脑将一直接收新的信息，这样势必给海马回的整理工作带来影响。

第二，把握好睡前一两个小时的记忆黄金时间

为什么说睡前 1~2 小时是记忆的黄金期呢？根据人脑遗忘曲线揭示的规律，人学习新知识后 1~2 小时后将会忘记将近一半的内容，所以学习新知识后趁着大脑还没有将其遗忘，迅速睡着让这些知识直接进入海马回整理环节，将大大提升效率。比如小王同学计划在晚上 8~9 点学习重要的内容，建议 10~11 点左右上床睡觉，这样在信息遗忘前迅速进入睡眠整理期有利于学习内容的记忆。但如果小王学完之后一直刷手机，拖到凌晨 1 点再睡觉，那么之前学习的内容快忘记一半了，记忆效率肯定要打折扣。

另外需要说明的是，午睡也是休息。在午睡中海马回也在努力工作。所以午睡前的 1~2 小时也是记忆的黄金时间。

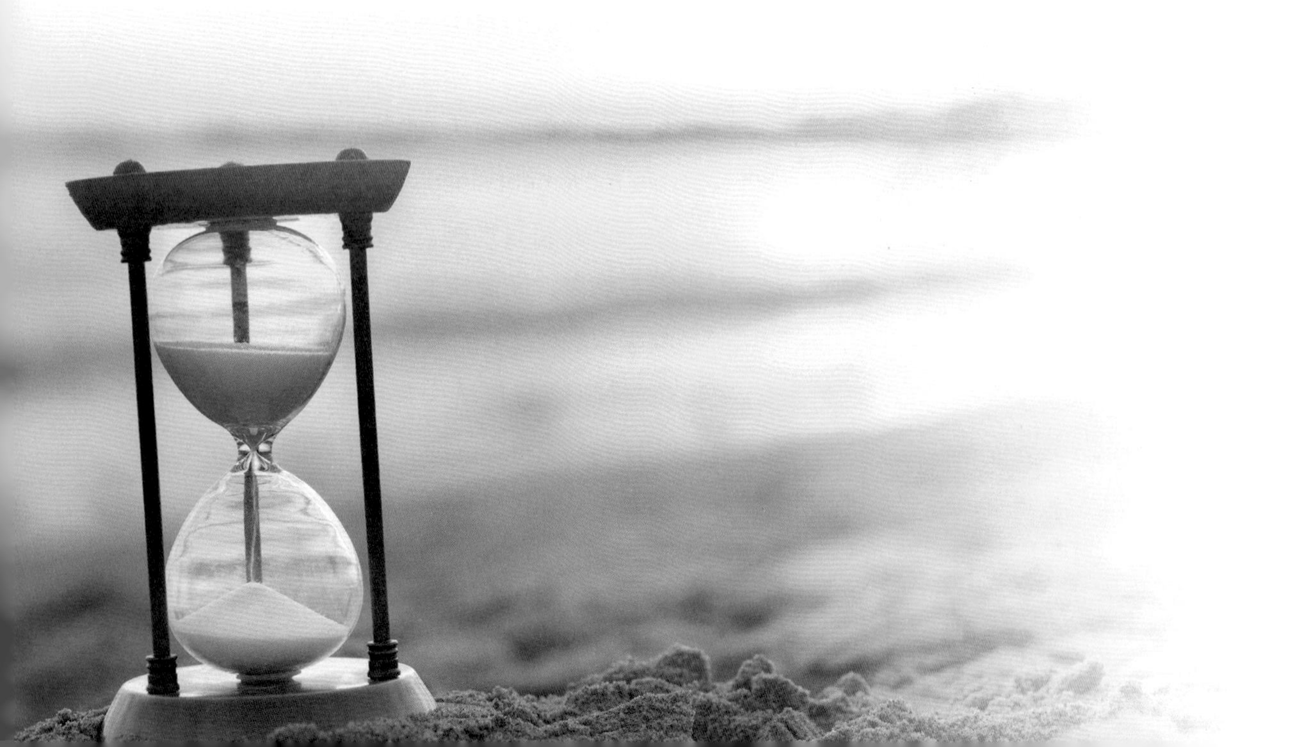

运动练就最强大脑

你将了解：

大脑需要什么形式的运动

如何评估运动效果

怎样运动可以塑造聪明的大脑

德、智、体、美、劳全面发展是国家对学生的要求。课桌前苦读的我们常常觉得头昏脑涨，也想出去运动运动让身体健康、头脑清醒。有没有一种健身运动可以既健身又健脑，达到事半功倍的效果呢？

从脑科学的角度讲，答案是肯定的，只要它能满足大脑的需求。

来自哈佛医学院的一项研究表明：骑自行车骑到出汗，几分钟就能让心情好起来，几周后能改善记忆；持续 10 天的 30 分钟快步行走，能明显缓解抑郁患者的症状。

大脑需要怎样的运动

有氧运动为大脑供应充足的氧气

大脑是人体极度需要氧气的器官。大脑虽然只占人体 2%~3% 的体重，却消耗着人体 20%~25% 的能量。而这些能量都是依靠血液中由氧气参与的葡萄糖酵解的化学反应提供的。

小黄医生说脑：每天需要多少运动量

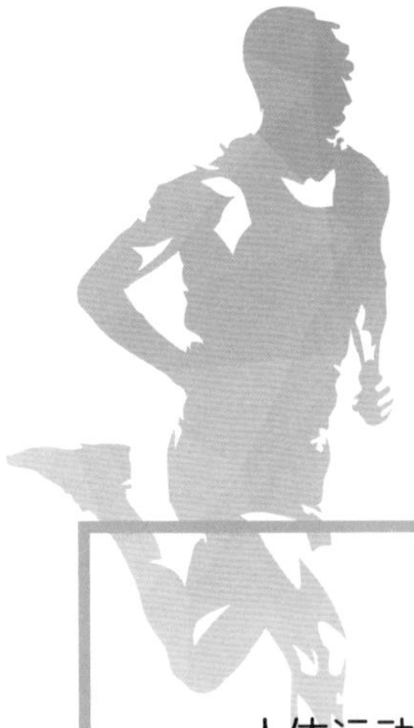

要想让大脑高效地工作，身体对血液的氧气供给必须充足。

有氧运动能锻炼心、肺功能，使心血管系统更快速、有效地把氧传输到身体的每一个部位。有规律并持续每天坚持 45 分钟的有氧运动，能最好地锻炼大脑。

有氧运动

人体运动是需要能量的，如果运动时能量主要来自细胞内的有氧代谢（氧对葡萄糖的氧化）来提供，那么这样的运动称为有氧运动。如果运动时能量主要来自无氧酵解（葡萄糖的酵解）来提供，那么这样的运动就是无氧运动。有氧代谢时，1 个葡萄糖分子的氧化能产生约 30 个 ATP（能量单位）的能量；而无氧酵解时，1 个葡萄糖分子只能产生 2 个 ATP 的能量。有氧运动时葡萄糖的代谢生成水和二氧化碳，可通过呼吸排出体外。而葡萄糖酵解则产生乳酸等中间代谢物，它们排出体外的速度很慢，会堆积在细胞和血液中，使人产生疲惫和肌肉酸痛的感觉。

有氧运动时心率会加快，持续一段时间后会出汗。有氧运动能为机体提供丰富的氧气，能加速大脑的血液流动，为大脑提供能量与氧气，带走代谢废物，并且能促进大脑分泌多巴胺和内啡肽的愉悦性物质，让你更加地开心。

有氧运动与复杂运动结合达到最佳健脑效果

只进行有氧运动对于健脑来说还不够。如果想达到最佳的健脑效果，需要把有氧运动和复杂运动（篮球、羽毛球、乒乓球、舞蹈等）相结合。

其原因是：第一，复杂运动可以充分调动人的眼、手、脚等全身各部位，也能相应地激活大脑的前额叶皮层、基底节、顶叶、枕叶、小脑等多个脑区；第二，复杂运动和有氧运动相结合时，大脑分泌的脑源性神经营养因子（BDNF）比单纯进行有氧或者复杂运动时都要高。而 BDNF 对大脑神经细胞的营养起到至关重要的作用。因此，有氧运动和复杂运动结合具有互补的效果，能有效促进神经细胞的激活和再生。

科学家曾用老鼠做过实验，将老鼠分为两组，一组只进行跑步运动，另一组则进行跑步加攀爬、迷宫等复杂运动。实验结果表明，复杂运动组老鼠的大脑执行力明显高于跑步组。解剖发现，跑步组的老鼠只有海马体分泌了大量的 BDNF，而复杂运动组的老鼠不仅海马体分泌了大量的 BDNF，它们的基底节、小脑等多个部位均有 BDNF 分泌。

脑源性神经营养因子

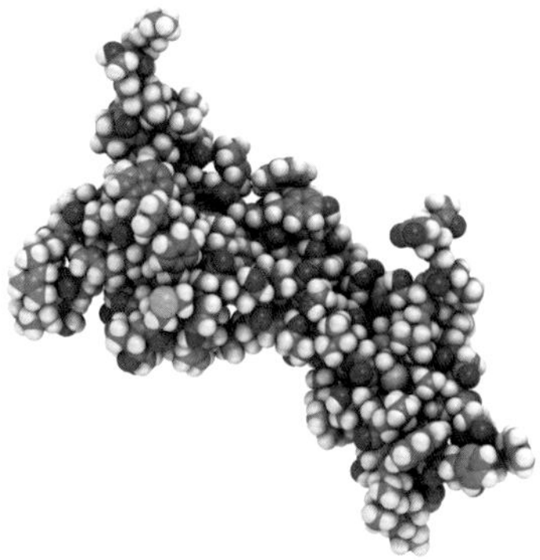

脑源性神经营养因子（brain-derived neurotrophic factor，BDNF）是体内含量最多的神经营养因子，它通过与 TrkB（酪氨酸激酶 B）的结合而发挥作用。1982 年科学家首先在猪脑中发现，继而在人体中也大量发现。BDNF 广泛分布在中枢神经系统、周围神经系统等区域内，但主要是在中枢神经系统内表达，尤其是大脑的海马回和皮质中的含量最高。BDNF 的作用机制为：（1）增加化学突触的可塑性，增加记忆力；（2）促进神经细胞生长，尤其是大脑海马回的神经细胞生长；（3）有效支持各种神经细胞的生存，尤其是对 5- 羟色胺（5-HT）、多巴胺（DA）等神经元的发育和再生具有积极的作用。

以心率为指标评估运动效果

有些人也运动，却没有达到健脑的效果，难道是没有达到某些运动指标？那么，怎样将运动健脑的效果最大化呢？美国的一项研究为我们提供了很好的参考。某高中做了一项体育教学实验，他们将学生分成两组。实验组的学生每天起床第一件事就是跑步，要求用自己最快的速度跑 1600 米，同时保证心率要达到最大心率的 80%~90%。运动后再进行上午的学习。而对照组的学生只进行普通的体育锻炼。结果显示，半年后实验组的学生阅读理解的能力提升了 17%，而对照组的学生只提升了 10%。实验结果证明了有意控制心率的运动比普通的体育运动更能健脑。所以，如果想要通过运动来健脑，必须选择能使自己心率加快的运动项目进行锻炼，运动的强度要使自己的心率达到最大心率的 80%。那些随便散散步的运动是无法健脑的。

最大心率

心率是指人的心脏每分钟的跳动次数，而最大心率则是指运动时心脏所能达到的极限心率，其作用是测定最大工作能力和最大耗氧量。

最大心率是根据人的年龄来计算的，计算公式为：最大心率 =220- 实际年龄。

人体随着运动量的增加，耗氧量和心率也在不断地增加，当运动量达到最大负荷时，人体的耗氧量和心率都达到了极限值，这时的心率就是最大心率。最大心率是一个理论的极限值，没有考虑人身体的个体差异。所以最大心率只能用于运动量评估时的参照，而不是实际运动时心率可到达的数值。

运动时心率必须保持在一个正常的范围内，即靶心率，才算能达到较好的效果。有氧运动中合理心率范围为：

（最大心率 – 安静心率）× 0.6+ 安静心率 ~（最大心率 – 安静心率）× 0.8+ 安静心率。

例如：李同学，20 岁，安静状态时心率为 70。那么他在有氧运动锻炼时心率加快的下限值和上限值分别为：

心率加快下限 =[（220–20）–70] × 0.6+70=148

心率加快上限 =[（220–20）–70] × 0.8+70=174

那么，李同学的运动心率范围就是：148~174。

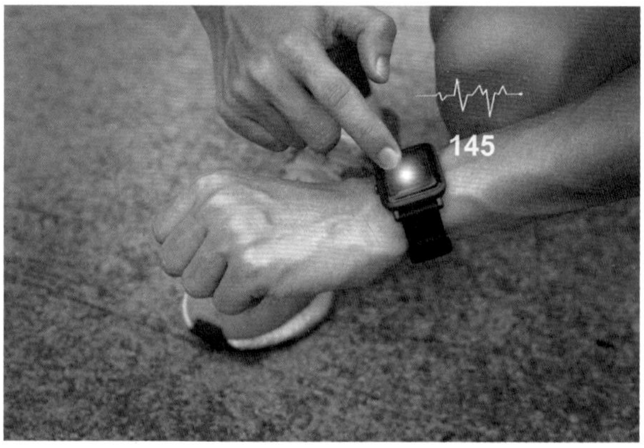

做一做

计算自己的最大心率和有氧运动心率训练范围

我的年龄：

我安静时的心率：

我的最大心率（220- 年龄）：

我的有氧运动中合理心率范围：（　　）~（　　）

（最大心率 – 安静心率）× 0.6+ 安静心率 ~（最大心率 – 安静心率）× 0.8+ 安静心率。

如何运动才能塑造聪明大脑

虽然运动可以健脑，可以促进神经细胞激活或者再生，可是为什么有些人运动多了却变得“头脑简单、四肢发达”了呢？这是因为运动虽然能产生大量新的神经细胞，可是如果这些新的神经细胞不加以使用的话，将会慢慢被大脑修剪掉。

要想通过运动来塑造聪明的大脑，就要把运动和学习很好地结合起来，让被运动激活和再生的神经细胞得到充分使用，不要让这些神经细胞被白白地修剪掉。只有持续的学习才能充分地使用这些神经细胞，并建立神经细胞之间的复杂连接，让它们物尽其用。因此，学习和运动需要充分的结合才能达到最佳的健脑效果。

神经细胞及突触的修剪

大脑中两个神经元之间或神经元与效应器细胞之间相互接触并借以传递信息的部位称为突触。

突触修剪 (synapse pruning) 是指神经元的轴突和树突的衰退和死亡。人类和许多哺乳动物在其幼年期和青春期开始时，会有两次大的突触修剪过程，如下图所示。突触修剪是将单独的神经元或神经元间不进行信号传递的突触删除。修剪的原则是用进废退，如果这个神经元无法成为持续作用神经回路中的一分子，它很容易就被修剪掉了。

人类大脑神经细胞的大量形成与删减发生在两个时期。第一是婴儿期到学步期，在数年时间内完成。第二是青春期前，主要发生部位是大脑的额叶。大脑的额叶主要负责自我控制、判断、情绪调节、组织、计划等执行功能。到青春期后期额叶也像婴儿期一样萎缩，神经网络经过修剪变成精简、有效率的网络。

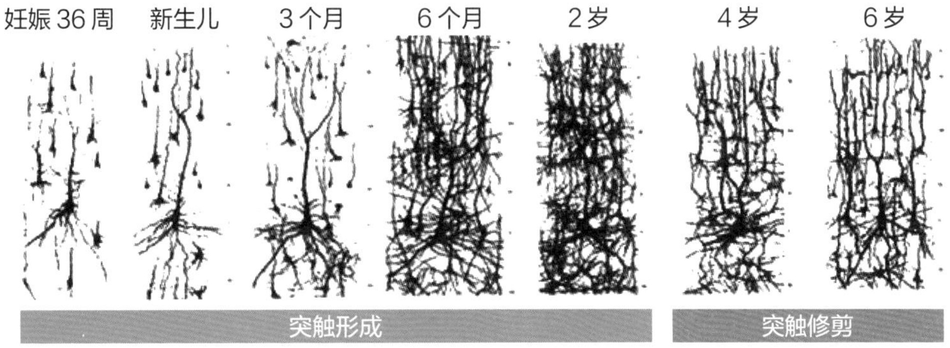

神经细胞和突触的修剪

适合儿童和青少年的运动形式

世界卫生组织建议：第一，儿童和青少年应平均每天至少进行 60 分钟的中等到剧烈强度的身体活动；第二，每周至少 3 天进行剧烈强度的有氧运动，以及增强肌肉和骨骼的运动。

以下都是有利于儿童和青少年健脑的运动形式。

有氧运动：跑步、跳绳、踢毽子、跳皮筋等均可加速大脑的血液流动，为大脑提供能量与氧气，带走代谢废物，并且能促进大脑多巴胺和内啡肽的分泌。

篮球和足球：打篮球可以增强骨骼力量，促进骨骼发育；踢足球可以极大地提升心肺功能。两项运动都可以充分调动大脑各脑区的运作，促进大脑的成长。

乒乓球和羽毛球：乒乓球和羽毛球运动要求大脑快速、紧张地思考，使身体的运动系统被充分地调动了起来，有利于促进大脑的血液循环，供给大脑充分的能量，具有很好的健脑功能，还可以预防近视、颈椎病等。

体操和瑜伽：体操和瑜伽能促进肢体的活动和舒展，并需要肢体相互协调，考验人的平衡能力，无形中大脑也得到了锻炼。

骑自行车：骑自行车能促使人既关注周围环境的影响，同时还要做好手、脚运动的平衡，并能促进身体和大脑的血液循环，让大脑摄入更多的氧气。所以，每次骑自行车后，你都有可能感觉头脑清楚，思维清晰。

屈指运动：屈指运动比如弹钢琴、敲击键盘、织毛衣、玩健身球等。在屈伸手指的过程中，手指的活动量增加，激活了手－脑反射，对大脑功能提高有帮助。经常进行手指屈伸运动的人，不容易出现大脑功能退化的情况。

做一做

选择几个感兴趣的运动形式并制定自己的运动计划

（每类选择两项以上）

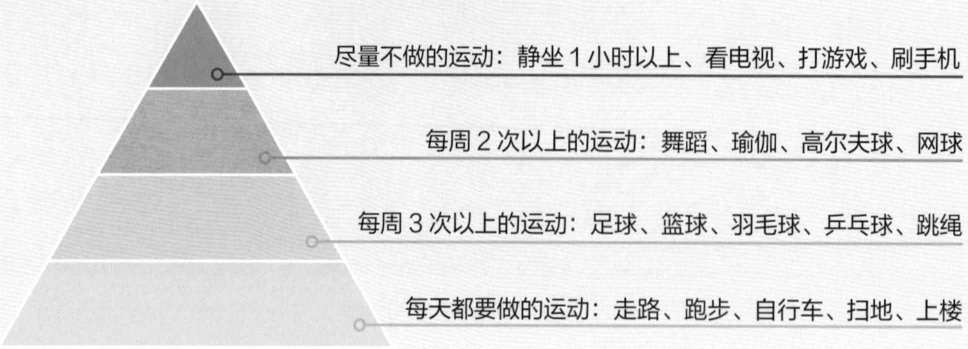

脑出血：青少年也会得这种病

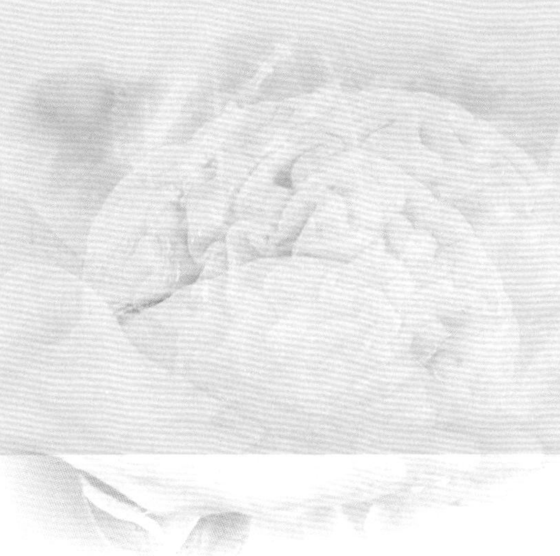

你将了解：

青少年也无法避免脑出血的威胁

血液凝结的原理

怎样预防青少年脑出血

医院曾接诊过一位 20 岁脑出血的病人。患者是名身强力壮的运动员，喜欢长跑。某个冬日，他在晨跑了几公里之后，满头大汗直接去洗冷水澡。结果因脑出血昏迷在浴室中！这是由于人出汗的时候血管是舒张的，血压较低，冷水猛烈刺激之后血管剧烈收缩，血压像过山车一样猛地上升。大脑脆弱的血管无法承受过山车式的高血压，造成脑出血。幸好抢救及时，巨大的脑内血肿通过手术被清除，年轻患者的命是捡回来了，但却终身偏瘫，无法再做运动员。

为什么会造成脑出血？即使身体相对健康的青少年也无法避免吗？

脑出血的根本原因：血管破裂和凝血功能异常

正常人的血液在血管里流动，并不会直接进入大脑组织。血液通过血管屏障与脑组织交换营养物质以供应大脑所需要的一切养分。大脑也将代谢废物通过血管屏障交给血液带走，维持着脑内正常稳态。但如果脑血管破裂，血液直接从血管进入脑组织，就可能造成脑出血。

这里为什么用“可能”两个字呢？

血脑屏障是指大脑的毛细血管壁与神经胶质细胞或者脉络丛之间的屏障，用于隔开血浆和大脑的组织液或者脑脊液。这些屏障能够阻止某些物质（多半是有害的）由血液进入脑组织，却可以让营养物质（比如葡萄糖、小分子蛋白质）进入大脑组织。血脑屏障在大脑里起到“关卡”的作用。

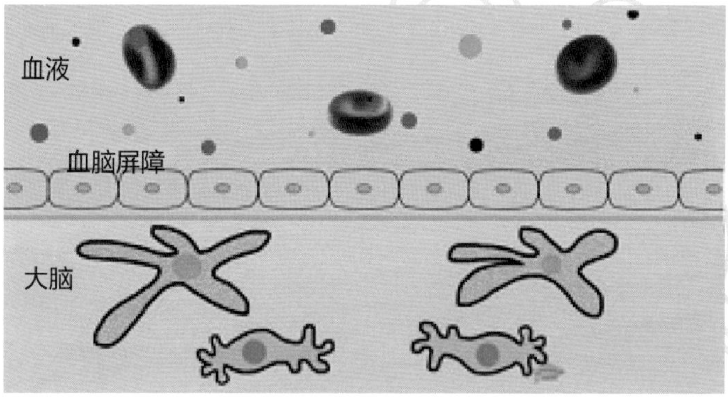

因为我们的身体还有一层保护机制，就是凝血。血管破口处的血液是会自动凝住止血的，当脑血管破裂时，如果血液能自动凝住止血修复破损的血管壁，也可以避免脑出血的发生。只有血管破口太大正常凝血无法修复，或者凝血功能异常不开启血管修复，才会引起大脑出血。

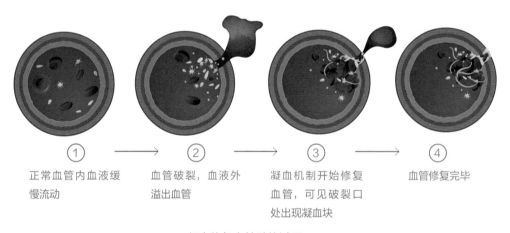

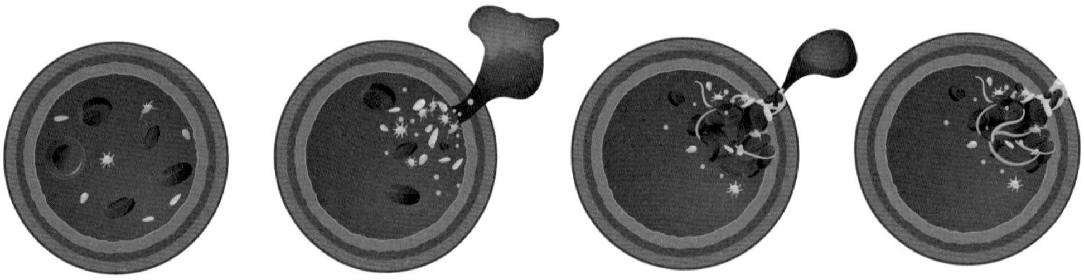

凝血修复血管壁的过程

关于凝血功能

正常人的凝血功能总是在一定的范围内。它既可以保证血液流出体外后会在短时间自动凝住以免失血过多，又可以保证血液在血管里缓慢流动的情况下不至于凝成血栓。那么，凝血功能不正常是什么状态呢？

第一种，凝血功能太弱，表现为血液流出体外后很难凝住，无法自动止血，就像血友病的病人，稍微抓破一个疤就流血不止，甚至休克。如果一个细小的出血点发生在脑子里可能就会流血不止，造成脑出血。

第二种，凝血功能过强，血液即使在血管里正常速度流动，也会自动凝住，造成血栓，如果这个时候因为动脉粥样硬化等原因造成了血管狭窄，血液流速缓慢，就更容易形成血栓。血栓发生在脑血管中，就是脑梗塞了。

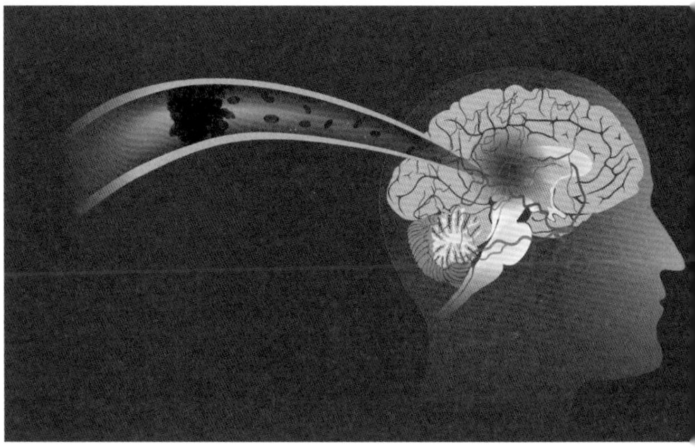

脑梗塞示意图

“高贵”的疾病：血友病

血友病是一种罕见的遗传病，在古代的欧洲又称为“王室病”。因为欧洲王室许多成员都得了血友病，所以被当时不明原因的欧洲人认为这是“只有贵族才会得的疾病”。这到底是怎么回事呢?

英国的维多利亚女王被称为“欧洲王室的祖母”，育有 4 子 5 女，孙辈 42 名。由于当时欧洲盛行王室联姻，这些子辈和孙辈遍布欧洲许许多多的王室。

据考证，维多利亚的母亲在卵子形成过程中发生了基因突变，使女王成为血友病致病基因的携带者。女王把血友病致病基因传给了她的儿子，使他患上了血友病。女王还把致病基因传给了她的 2 个女儿。这 2 个女儿又把致病基因传给了女王的 4 个外孙女。这些携带者生下的儿子中就出现了血友病患者，涉及德国、西班牙、俄国等欧洲国家的众多王室。所以，血友病又被称为“王室病”。

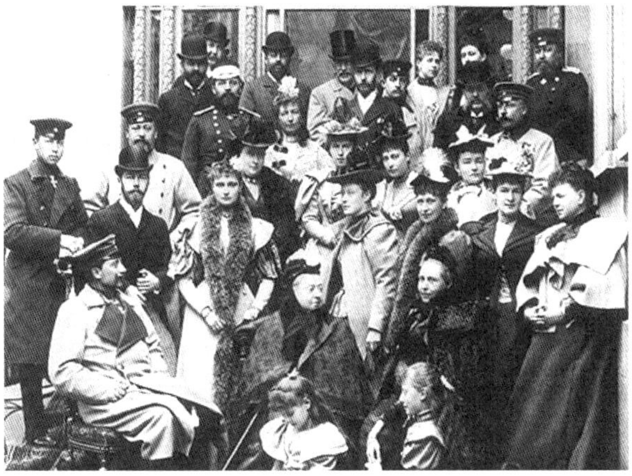

英国的维多利亚女王和她的子孙们

其实，血友病是一种遗传性凝血功能障碍的出血性疾病，其特征是活性凝血酶生成障碍，凝血时间延长，终身具有轻微创伤后出血倾向。重症血友病患者没有明显外伤也可发生“自发性”出血。

青春期高血压是指人在青春期时身体中的血压已经超过了140/90毫米汞柱，这可能比中老年高血压造成更严重的后果，发现后要及时施行医疗干预，否则会导致大脑和心脏承载严重的负荷，出现生命安全问题。

为什么现在脑血管疾病年轻化了

以往我们总觉得脑出血、脑梗塞都是老年朋友的事情，但是就目前情形来看，这些毛病已经越来越年轻化了。

其实大脑是受害者。脑血管疾病背后的原因是“三高”：高血压、高血糖、高血脂。这些都是影响脑健康的高危因素，都会使得脑出血、脑梗等发病概率大大增加。尤其是青春期高血压一直是造成青少年脑出血的重要杀手。随着生活水平的不断提高，年轻人饮食结构不合理、体育活动减少、生活不规律、工作节奏加快、焦虑紧张、抽烟酗酒等，这些都会导致人体代谢紊乱，使得高血压、高血脂、高血糖等高危因素越来越年轻化，所以才会使脑血管疾病也越来越年轻化。

如何预防青少年脑出血

第一，避免过度用脑，及时排解压力。青少年学习压力很大，但需要学会自我调节，让大脑通过“转化任务”的方式得到休息。当压力过大时，要学会向朋友或者家人倾诉，及时排解和调节。多听歌、看书，多与别人交流，保持乐观的心态。

第二，定期监测血压。现在血压计已经很普遍，可以买一个常备家中，头晕时候量个血压，看看有没有高血压。

第三，改变不良的生活习惯。规律作息，不要熬夜，更不要昼夜颠倒。保持良好的饮食习惯，不暴饮暴食，不吸烟，不饮酒。少吃高脂、高油、高糖的食物，多吃新鲜的肉，菜，蛋，奶。

第四，进行适量的运动。运动可以防止青少年肥胖，有调节血脂，血糖，血压的作用。而且运动能调节和改善大脑的兴奋与抑制过程，使大脑功能得以充分发挥。

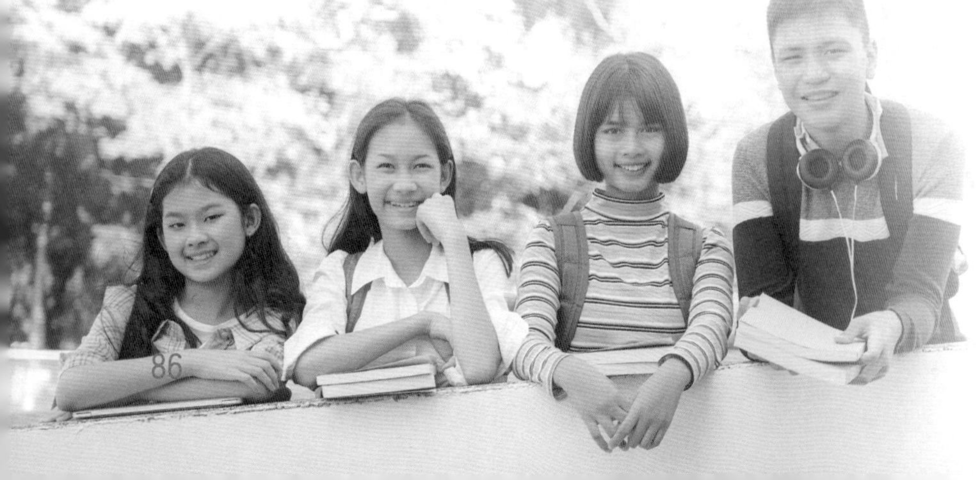

与朋友交流，保持乐观心态

青少年也会神经衰弱

你将了解：

神经衰弱是哪根神经衰弱了

什么是植物神经系统

神经衰弱怎样自救

在快节奏、高压力的学习环境下，许多青少年朋友会发现自己很容易被激怒，常常失眠，稍微休息不好或者受一点刺激就心脏蹦蹦跳得难受。还有人压力一大就拉肚子或者消化不良，整天情绪低落，直接被医生诊断为神经衰弱或者植物神经功能紊乱。

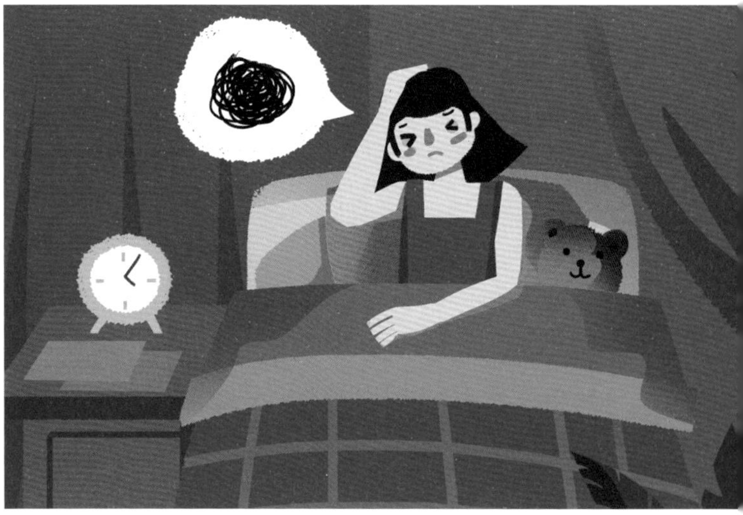

究竟是哪根神经衰弱了

神经衰弱究竟是哪个神经衰弱？大多数情况是副交感神经系统衰弱了。我们的身体同时被交感神经和副交感神经控制着。

它们就像在拔河，互相用力进而达到身体的平衡状态。比如，交感系统要求心跳快，而副交感系统要求心跳慢。交感神经和副交感神经如果都很健康，处于平衡状态，我们的心跳就可以维持在正常水平。反之，如果副交感系统衰弱，交感系统就会趁机兴起，支配心脏蹦蹦跳个不停，我们自然就感到心悸胸闷、非常难受。如果这时候你注意休息，或者使用药物刺激了副交感神经，让副交感神经重新兴奋起来，心跳又可以变慢，恢复到正常水平。

交感与副交感——神奇的植物神经系统

我们经常听到“植物神经紊乱”的说法。人类作为高等动物怎么会有“植物”神经呢？其实植物神经只是医学上一个比喻的说法，并不是真正有植物长在我们身体里。有两套神经系统在管理着复杂的身体运行——自主神经系统和非自主神经系统。自主神经系统就是我们自己能做得了主的神经系统。比如，举手、迈步、张嘴、伸舌头，这些动作是按照我们的意志传递给神经系统支配肌肉完成的。非自主神经系统管理的身体行为就不是我们意志能够完全自由支配的，或者说完全不需要自由意志支配。比如说心跳、呼吸、血压以及睡眠，这些都是不由自主的行为，就像植物一样自己做不了主，所以被形象地

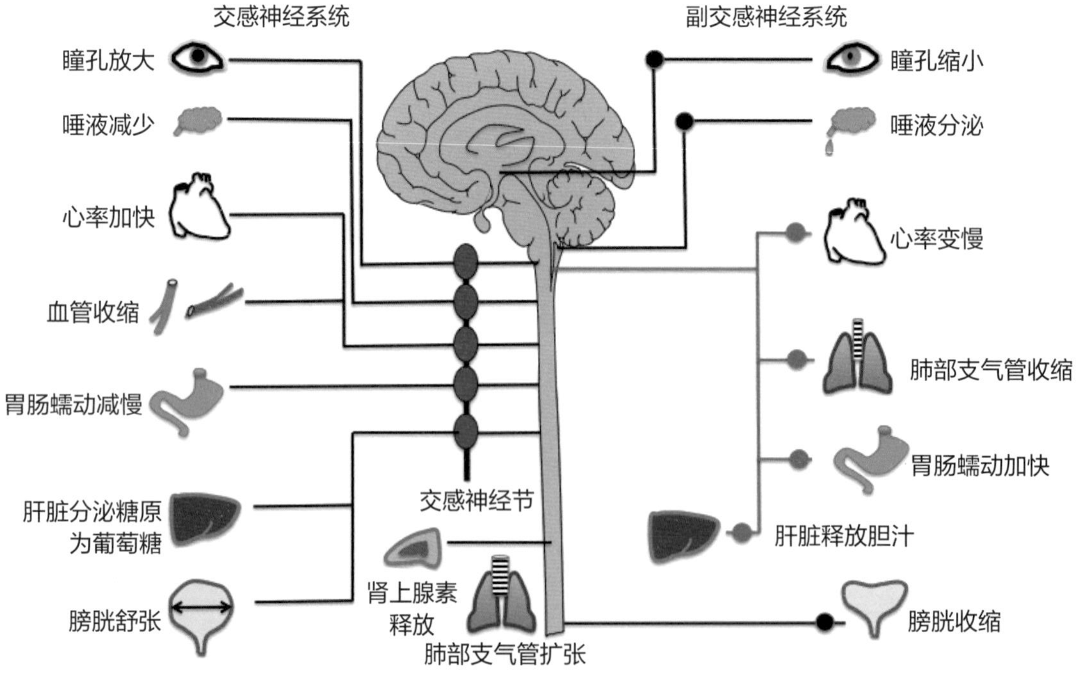

植物神经系统

称为“植物神经系统”。植物神经系统主要管理我们的内脏（如心脏、胃肠道、肝脏、胰腺这些器官的活动，都是我们的意识无法控制的），又可以分为两大阵营：交感神经系统和副交感神经系统。两者相互制衡，共同维护着身体正常平衡。

交感神经系统的主要作用就是适应战斗状态。我们紧张或者激动的时候，经常瞳孔放大（怒目圆睁），肌肉抖动，毛发竖起（怒发冲冠），手心出汗，心跳加快，这些都是交感神经系统兴奋所导致的，为的就是让生物体快速进入战斗状态。交感神经系统神经细胞直接沟通的神经递质主要是肾上腺素。

副交感神经系统则完全相反，负责休闲、放松和休息。副交感神经系统兴奋可以让心跳变慢，呼吸变慢，整个人体进入休息和放松的状态。

想一想

为什么洗个热水澡或喝杯热牛奶可以助眠？

其实不仅是洗个热水澡或者喝杯热牛奶，听听舒缓的音乐（副交感音乐）也可以助眠，它们共同的原理就是通过温度、声音以及食物的刺激，兴奋你的副交感神经。一旦副交感战胜交感，那睡意就来了。反之，如果交感神经兴奋，那就是心跳快血压高，激动得睡不着觉了。

为什么一紧张就想上厕所？

为什么有的同学一紧张就想上厕所？这也是交感神经兴奋的表现。交感神经兴奋时，不仅心跳加快，手心出汗，还想上厕所。这是因为逃跑的时候，生物体排出多余的体重，对提高跑步的速度是非常重要的，同时排泄物刺鼻的气味，也可以让某些追赶你的生物畏葸不前。

小黄医生说脑：一紧张就想上厕所

神经衰弱是怎样发生的

当我们感到恐惧时，大脑会自动发出脉冲电波刺激交感神经。交感神经通过与内脏等相关器官的神经末梢接触，释放肾上腺素。大量肾上腺素进入血液就会自动引起症状，例如，胸闷气急、手心冒汗、心跳加速等。

肾上腺素是一种人和动物体内的激素，主要由肾上腺分泌产生，故名肾上腺素。肾上腺素能刺激心跳加快、收缩血管和其他一些更微妙的。在高压或生理兴奋的情况下身体能自然产生肾上腺素。

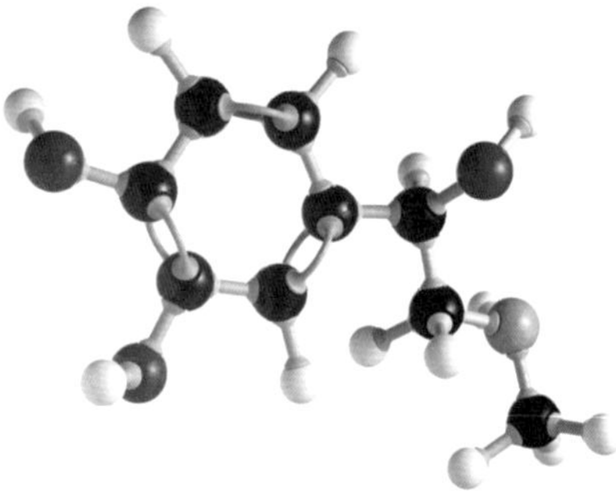

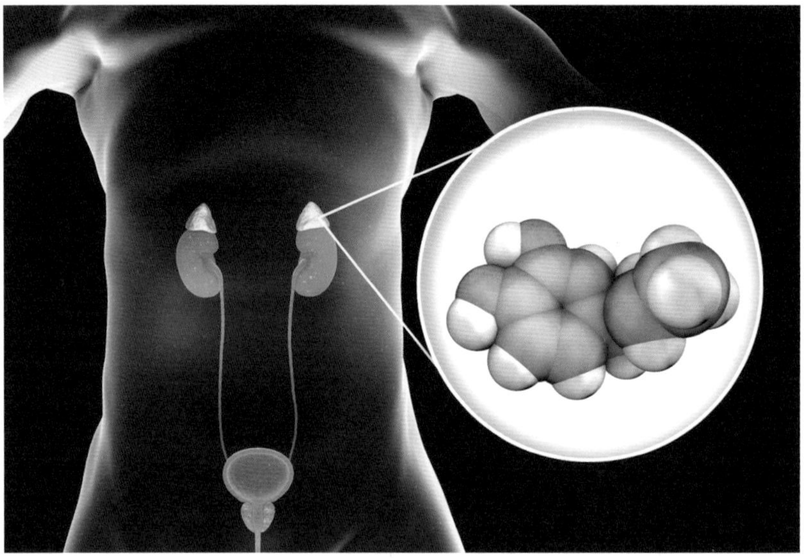

肾上腺素

许多人在不知不觉中就患上了神经衰弱。比如突如其来的大事故（家人生病、一次重要考试发挥失常，等等），或者长时间形成的学习和生活压力，使得分泌肾上腺素的神经变得非常敏感，从而产生各种夸张和令人担忧的症状。由于恐惧，更多的肾上腺素被释放出来，使得本身已经非常敏感的身体更加紧张，病人也由此越发恐惧。

所以，神经衰弱（植物神经功能紊乱）其实就是交感神经系统战胜了副交感神经系统，打破了原有的平衡，产生的一系列症状。我们通常感觉不到身体的内部活动（如心跳、呼吸、肠蠕动等），这是因为副交感神经制约着交感神经的活动。只有当我们过度紧张、恐惧或者兴奋的时候，交感神经才会占据主导地位，从而使我们意识到这些器官正在加速工作。

我们的身体在长期高压、疲劳的状态下，会分泌大量肾上腺素。这些肾上腺素刺激交感神经长久兴奋，副交感神经持续衰弱，使得身体陷入了“恐惧 肾上腺素分泌 更加恐惧”的恶性循环，久而久之就产生了涉及全身多个系统的症状群。

怎样自救：病魔的力量来源于自己

通过以上分析我们发现，病魔的能量来源于恐惧。我们越是恐惧，病魔就越强。如果我们不再恐惧，病魔也就消失了。但是大多数患者的应对措施是逃避，而不是坦然面对，是对抗，而不是平静接受，是过度关注，而不是耐心等待。比如，当头痛或者心悸的症状出现，患者总是会过度关注并仔细地检查每一个发作细节，有人会把头用红布包起来，有人会去摸脉搏数心跳，有人还会计算自己两小时内上厕所的次数。但越是抗争，越是逃避，越是关注，身体里的肾上腺素就越是加速分泌，我们就越是恐惧。病魔的力量源于自己，不断从你的恐惧中吸取能量不断成长。而你则陷入“恐惧 肾上腺素分泌 更加恐惧”的恶性循环中日渐憔悴。所以，要真正战胜病魔，就一定要打破这个恶性循环，努力做到三个原则：坦然面对、平静接受并耐心等待，将病魔的能量彻底断绝，让它日益萎缩，症状才能慢慢好转。

神经衰弱患者常觉得症状繁多。常见有头晕、晕厥、视物模糊、体位性低血压等症状。还有心脏神经症状：胸闷、憋气、心慌、濒死感等；胃肠神经症状：胃痛、胃胀、呕吐、腹泻等；生殖系统症状：女子月经不调，男子遗精、阳痿等；其他症状：失眠健忘，四肢麻木，手脚心发热、周身皮肤发热，全身有游走性疼痛、游走性异常感觉等。这些症状常伴随紧张、担心、害怕、恐惧、焦虑、抑郁等情绪变化。

做一做

如何运用三原则缓解神经衰弱引起的头痛

当你感到头痛，头很胀，整个头都要裂开了或者头皮发麻，有时候又像闪电一样不断攻击你的太阳穴，怎么办？

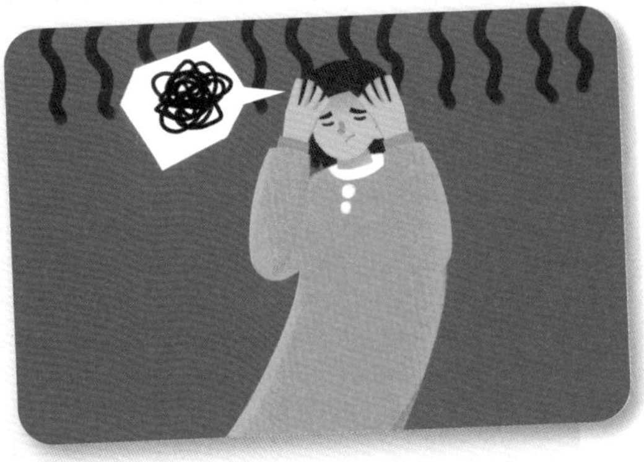

第一，要先去看医生。通过一系列的医疗检查比如头部磁共振，以排除头部器质性病变。在没有发现任何问题的情况下，医生会让你回去好好休息。回到家以后你发现还是头痛，而且越是躺在床上这感觉越是强烈，怎么办？

第二，要坦然面对头痛。把头痛想象成一个具象的病魔，把它从你的身体里抽离出来。描述一下你头痛究竟是什么感觉？病魔究竟长啥样？

当你静静地看着它并且审视它的时候，你觉得它很可怕吗？不过是痛而已。如果你脚痛或者腰痛，你会这么紧张吗？它和一般的疼痛又有什么区别呢？头痛不是怪物，头痛不过是身体里大量分泌肾上腺素引起的。如果你更加恐惧，或者逃避或者抗拒，肾上腺素就会更加大量分泌，神经更加兴奋，头痛就更加严重而频繁。

第三，平静地接受头痛。当坦然地面对病魔，仔细观察，你会神奇地发现，你的注意力开始游离，不再局限于头痛。和刚开始感到的世界末日完全不一样了！好吧，暂时和头痛、和病魔和平共处吧，心平气和地接受它，它最终会因为能量枯竭而消失。

第四，耐心地等待。当然，并不是你不害怕了，症状就立马消失。你的神经系统需要时间去痊愈，就像一道伤疤需要慢慢愈合一样。关注你的学习，关心爸爸妈妈、同学、老师，你的注意力就会完全转移到其他事物上，从而忘了它的存在。打破“恐惧　肾上腺素分泌　更加恐惧”的循环，才是真正有效的恢复方法。

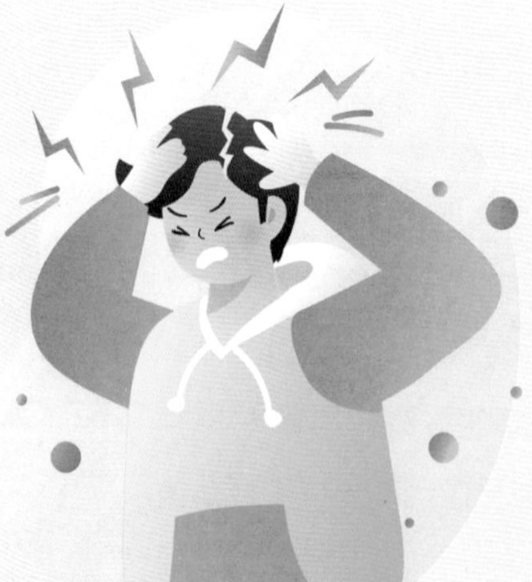

抑郁：我们的大脑怎么了

你将了解：

抑郁症低龄化

什么是抑郁症

如何识别抑郁症并及时就医

青少年抑郁：别以为那只是“矫情”

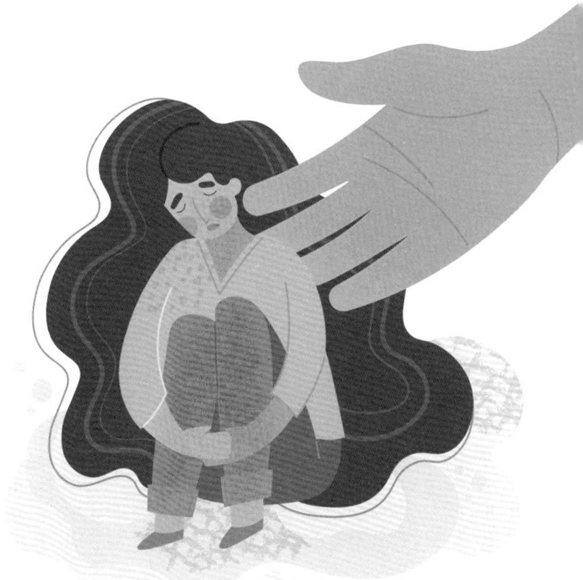

我们常常认为，儿童和青少年总是快乐的。他们没有工作、房贷和家庭的烦恼，不容易抑郁。但事实并非如此。青少年心智并不成熟，如果没有正确的引导，更容易被外界刺激导致抑郁甚至引发自杀。据世界卫生组织统计，全球约有 3.5 亿人患有抑郁症，并呈现日益年轻化的趋势，患者多为 14~30 岁的年轻人，甚至还有八九岁的孩子。每年接受精神心理疾病治疗的人群中，青少年占到四分之一。据统计，每年我国约有 10 万 10~24 岁的青少年自杀，大部分是抑郁症患者。在这个群体中，每 11 秒钟就有一个人自杀，成为青少年死亡的第二大原因，仅次于意外事故。

世界卫生组织估算，到2030年抑郁症患者的人数将超过所有心血管病患者的总和，成为致残的第一大诱因。

那究竟什么是抑郁症呢？许多人把自己的“不快乐”轻易安上“抑郁症”的标签。网上、生活中有越来越多的人自称抑郁了，他们真的得了抑郁症吗？

抑郁症并不是心情不好，而是一种精神疾病。以显著而持久的心境低落为主要特征，部分患者存在自伤、自杀行为，并可伴有妄想、幻觉等精神病性症状。

很多人觉得乐观的人不容易抑郁。事实上许多乐观的人也会得抑郁症，而且后果往往更加严重。这就是医学上常讲的“微笑抑郁”。许多发病者是服务人员或者是幽默的人，他们脸上常挂着微笑，也常常讲笑话，但内心却充满绝望。而正是如此的假象才让身边的亲人朋友忽视了他们内心真实的感受，往往等到患者自杀后才意识到原来他患有抑郁症。

抑郁和普通的心情不好有什么区别？

抑郁症不仅有抑郁情绪，还会有食欲、睡眠、精力、兴趣及记忆力、注意力等方面的变化。这些变化几乎每天大部分时间都存在，并且至少持续两周以上。抑郁情绪影响患者的学习、工作或生活等社会功能。如果有以上表现，同时排除其他可能导致上述症状的身体或精神疾病，就要严重怀疑抑郁症了。

正常人当心情不好时，散散心或者开导开导多半都能解决。但是抑郁症患者不开心是因为大脑内部化学物质发生了变化，大脑“快乐”功能大大下降。

这时，患者应该尽早就医。并不是自己随便找个量表测试一下，就能诊断抑郁症，需要专业医生仔细地评估及检查，才能确定诊断的。一般网上的抑郁量表都是筛查量表，不是诊断量表。也就是说，可以使用这些工具量表筛查出是否存在抑郁情绪，但这种抑郁情绪是什么原因导致的，具体诊断什么，需要医生的仔细评估。

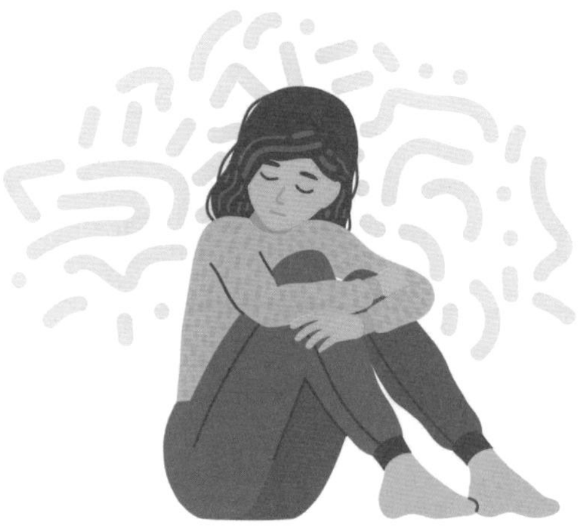

抑郁症的根源

抑郁症的脑科学本质是，大脑里的 5- 羟色胺和去甲肾上腺素等神经递质在神经突触间的浓度相对或绝对不足，导致整体精神活动和心理功能的全面性低下状态。抗抑郁药就是通过抑制神经系统对这两种神经递质的再摄取，即增加 5- 羟色胺和去甲肾上腺素在大脑中的浓度而发挥抗抑郁作用。

不论抑郁症怎样表现，是心情低落还是产生幻觉甚至自杀，其心理根源都是自我否定：觉得自己是个废物，觉得活得没有任何价值，不如死了好。而自我否定源于对事实的解读。因为事实不会伤害人，对事实的解读才会。比如，我考了倒数第一，这件事情如何解读？第一种解读：因为我是废物，这是标准的自我否定，容易导致抑郁甚至自杀；第二种解读：因为我不够努力，我是聪明的，但我没有用对地方，我努力后可以提高成绩。这就不是自我否定，而是积极向上的心态，就不会导致自杀。

去甲肾上腺素是肾上腺素去掉 N- 甲基后形成的物质，是一种神经递质，主要由交感节后神经元和脑内去甲肾上腺素能使神经元合成和分泌，是后者释放的主要递质。去甲肾上腺素也是一种激素，由肾上腺髓质合成和分泌，但含量较少。

小黄医生说脑：心情不好吃香蕉有用吗

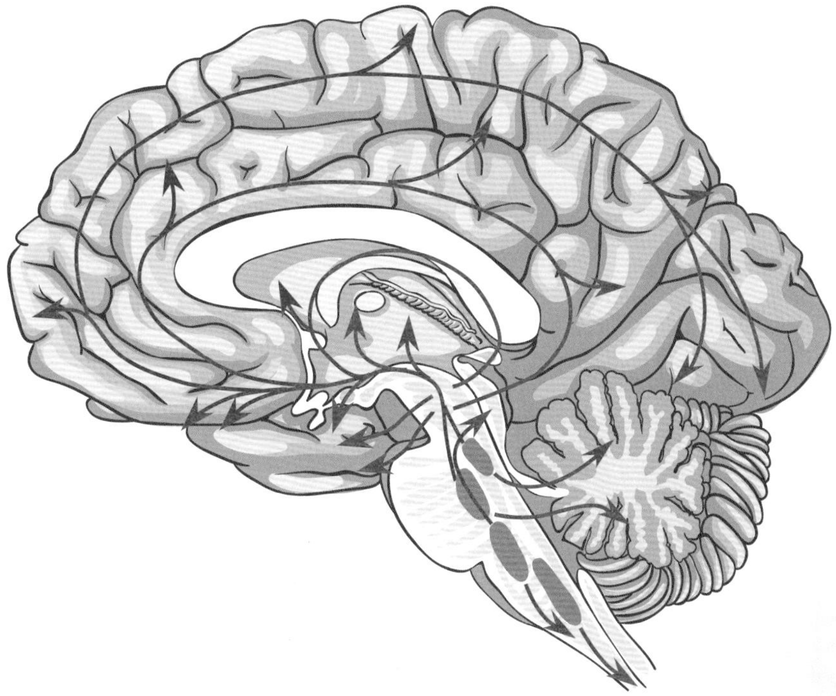

5- 羟色胺又名血清素，广泛存在于哺乳动物组织中，特别在大脑皮层及神经突触内含量很高，它是一种抑制性神经递质。

这个世界上不是什么事情都必须做的，也没有某个标准是必须或者应该达到的。每个人、每个生命都有自己的发展规律，成功来临的时间并不是规定好的，有的时候，成功来得晚点可能更好。就像花园里有些花是春天开，有些花是夏天开，有些花是秋天开，还有些花是冬天开。正是不同的花儿才点缀出精彩缤纷的季节，而它们都一样娇美和珍贵。

小黄医生说脑：晒太阳心情会变好

抑郁心境如何疏导

抑郁心境的心理疏导有一个关键点：否定事实的结果，但要肯定自己。无论什么时候都不要否定自己，要相信每个人都是这个世上独一无二的存在，都有自己的使命，能够生而为人，已经是宇宙的最高生命形式，是宇宙的精华了，应该感到庆幸。

另外不要常常和别人攀比，看到别人成功就产生了“我必须”或“我应该和他一样”的想法，正是因为这样的想法存在于脑中，当现实情况达不到自己对生活或家庭的期望时，就会出现难以控制的不平衡感，导致一系列心理负担，产生压抑、挫败与绝望感。

“我希望自己能像他那么优秀，但现在的我还做不到那样，因此我正在努力加油，我不是别人的复制品，我一定能找到自己的成功。”这样，我们失衡的心态就会慢慢调整回来，让自己在属于自己的时区内前进。

除了尝试改变想法外，还可以通过深呼吸让注意力集中在呼吸上，或者做一些适量的体育运动，比如快走、慢跑、游泳及骑车，或是参与一些健身活动，如瑜伽、太极、健身操等，从而放松自己紧张的神经，改善睡眠及身体不舒适的症状，防止不良

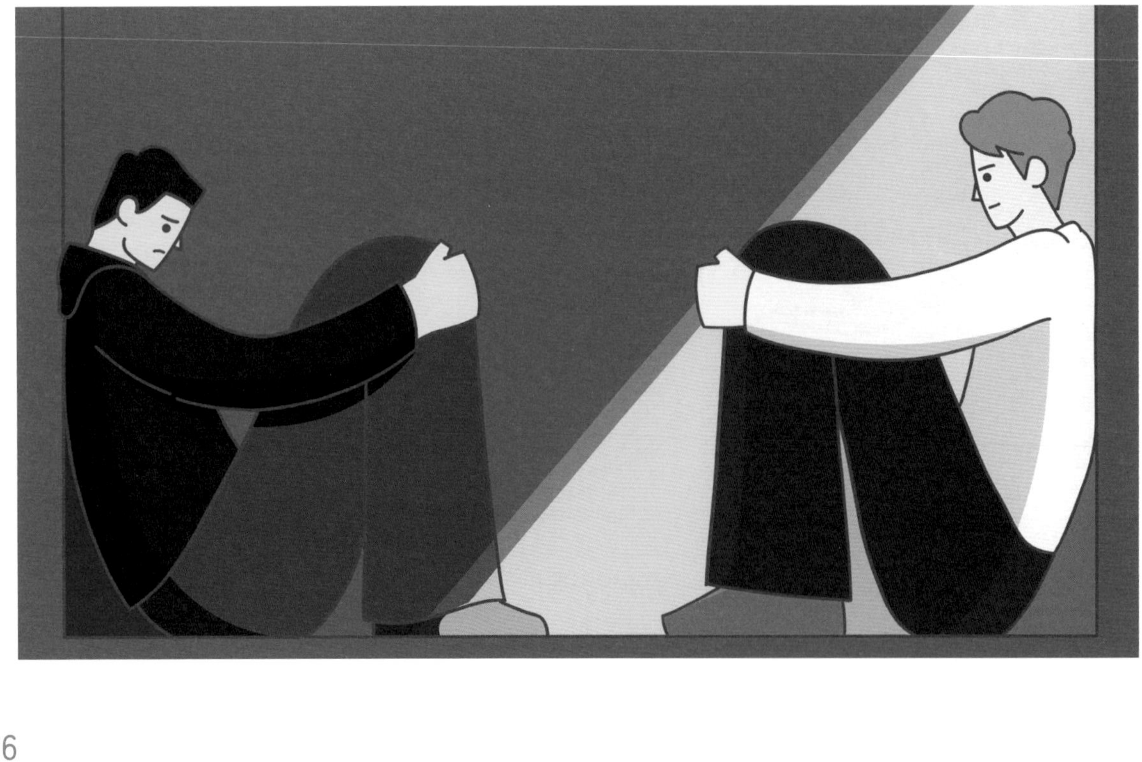

情绪的持续存在而导致抑郁症的产生。

焦虑心境患者可以自我救赎，但大多数抑郁症患者不能自我救赎，需要就医治疗，以免可能耽误治疗。所以当你发现自己有抑郁情绪，通过上述方法调整效果不佳时，一定要及时去心理门诊或者精神科门诊就医，千万不要硬扛。

如果觉得自己有抑郁倾向
不要恐慌和自责
及时就医
别害怕
这个世界上
总有人爱你

测一测

如何判断自己是否得了抑郁症

扫描二维码，请根据贝克抑郁自评量表评分并计算总分值。

我的分数：（　）

评分标准：各组句子按所选项前分值相加得到总分。

总分 0~13 分：你很健康、无抑郁情绪，请继续享受生活的美好。

总分 14~19 分，你有轻度抑郁情绪，要注意自我心理调节，和朋友、家人多聊聊，或给自己放个假，和家人、朋友一起旅行，有助于恢复正常状态；

总分 20~28 分，表明存在中度抑郁，需要寻求专业人士的帮助，包括心理咨询和心理门诊。

当大于 29 分时，说明你的抑郁已经相当严重，必须去医院就诊，需要按医嘱服药，也许需要住院治疗。

头号杀手——儿童脑瘤

你将了解：

儿童脑肿瘤的危险信号

儿童脑肿瘤的分类

如何预防脑肿瘤

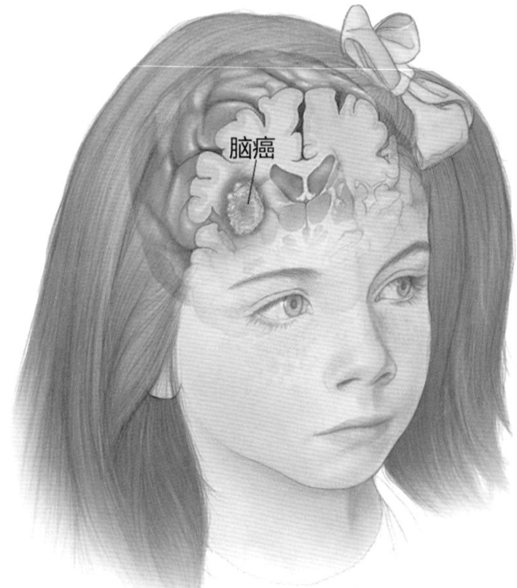

癌症是全球儿童第四大死亡原因。在大多数人的印象中，血癌（白血病）是儿童肿瘤的主要类型和致死原因。但是从 2014 年开始，根据美国疾病预防控制中心（CDC）公布的数据：随着放疗、化疗和骨髓移植等各种治疗手段的进步，白血病不再是儿童癌症的“江湖霸主”，而脑肿瘤作为发病率最高的儿童实体瘤，成为儿童肿瘤的头号杀手。在国内，根据上海华山医院神经外科研究所的统计数据：虽然白血病仍是上海儿童发病率最高的恶性肿瘤，但脑瘤因死亡率高，已成为 12 岁以下儿童的第一杀手。

这让我们不得不对儿童脑肿瘤更加重视。其实，儿童脑肿瘤和其他肿瘤的特质相似，只要能做到早发现，早治疗，是可以极大地提升患者的治愈率和生存率的。但是脑肿瘤往往起病隐匿，在生活中不容易被发现。

危险信号：脑肿瘤离我们有多远

1. 持续无原因的头痛

脑肿瘤引起的头痛是颅内压力增高所致，这种头痛多数呈现出慢性病程，可能持续数月甚至数年。

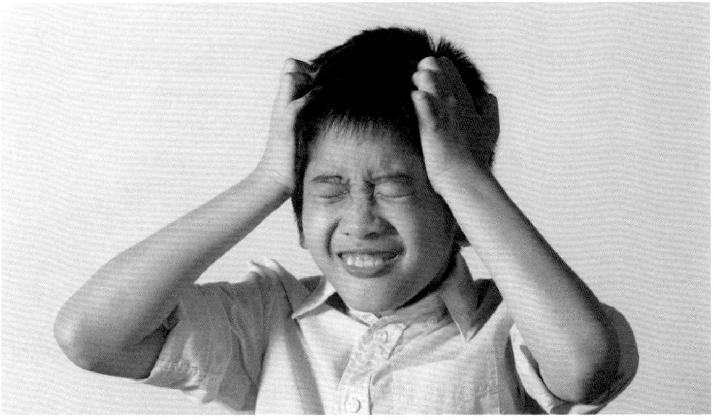

2. 频繁呕吐

脑肿瘤引起的呕吐为喷射性，和吃坏肚子或者消化不良没有关系。喷射性呕吐完后头痛可以暂时缓解。

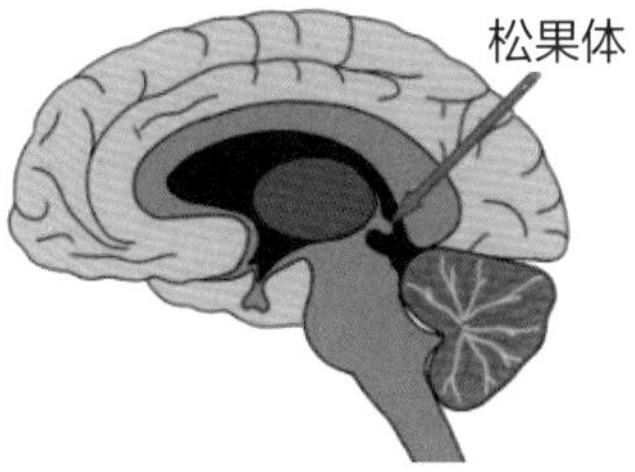

松果体：位于大脑深部，形象像松果，故名“松果体”。它能够分泌一种名叫褪黑素的激素，让人感受昼夜交替的变化。

3. 性早熟或者生长发育迟缓

这是因为脑肿瘤的压迫或者侵袭影响了儿童的内分泌情况。

4. 视力下降、重影或者眼球不能上视

肿瘤压迫视神经可引起视力下降，压迫动眼神经和外展神经可以引起复视（视物重影）、眼睑下垂，病情进一步进展可能出现双侧眼球内斜视，俗称“对眼”或“斗鸡眼”。有些患儿渐

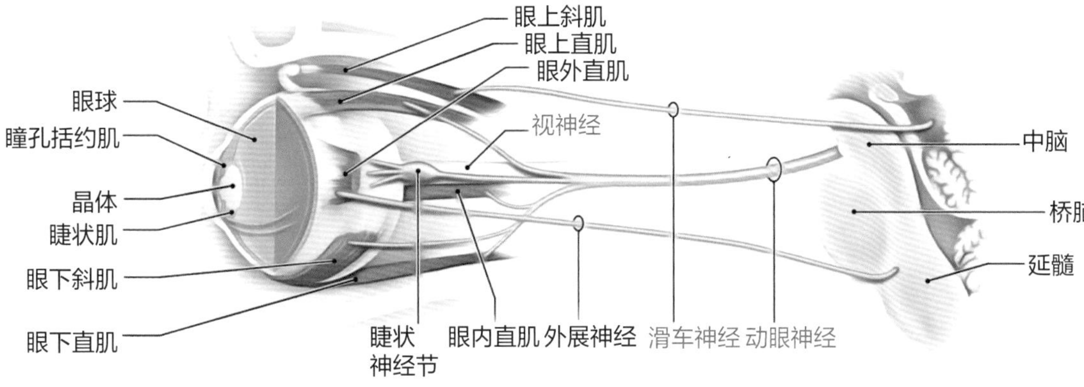

外展神经是第 4 对颅神经，属运动神经，经眶上裂入眼眶，支配眼的外直肌，使眼球向外侧转动。

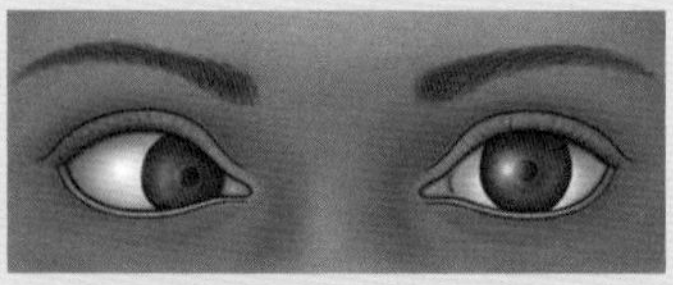

外展神经受损导致左侧眼球不能往外侧转动

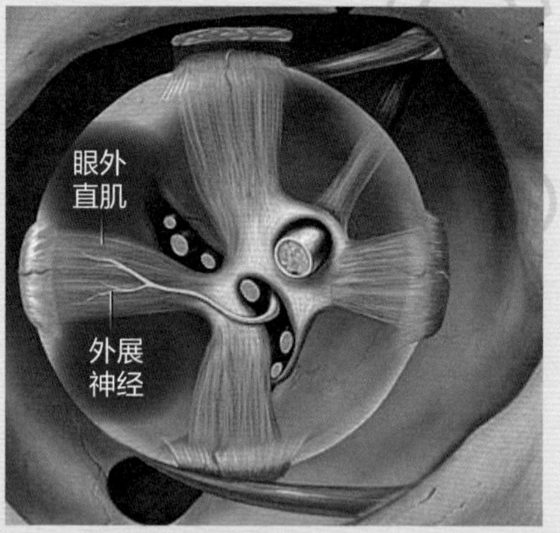

动眼神经是第 3 对颅神经，为运动性脑神经，经眶上裂入眶，支配眼球肌肉运动，并参与调节反射和瞳孔对光反射。

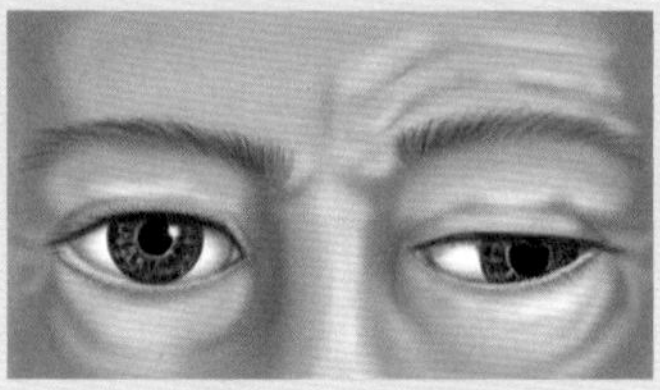

动眼神经压迫引起左侧眼睑下垂

渐出现眼球不能往上看，预示着脑内松果体区存在肿瘤。

5. 走路不稳

走路东倒西歪，严重者可站不住、坐不稳。这预示着脑肿瘤位于主管躯体平衡功能的小脑或者脑干。

6. 头颅增大

“大头娃娃”，可能是患脑肿瘤引起的，因为儿童的颅骨前后囟门并未闭合，脑肿瘤或者脑积水头颅可以不断增大。

7. 多饮多尿

表现为患儿特别爱喝水，小便特别频繁并且量多。这可能是因脑肿瘤引起的中枢性尿崩症。

8. 癫痫

又叫“羊癫疯”。表现为两眼上翻，口吐白沫，四肢抽搐等。

如果出现以上症状，请及早到医院就诊。

儿童脑肿瘤的分类

儿童脑肿瘤种类繁多，根据肿瘤性质，可以分为恶性脑肿瘤和良性脑肿瘤。良性脑肿瘤一般很容易治愈，只要手术切除干净一般不会复发。恶性脑肿瘤又称为脑癌，其治愈率较低，即使通过脑肿瘤手术切除，也有复发或转移的可能。

小黄医生说脑：脑瘤是不是不治之症

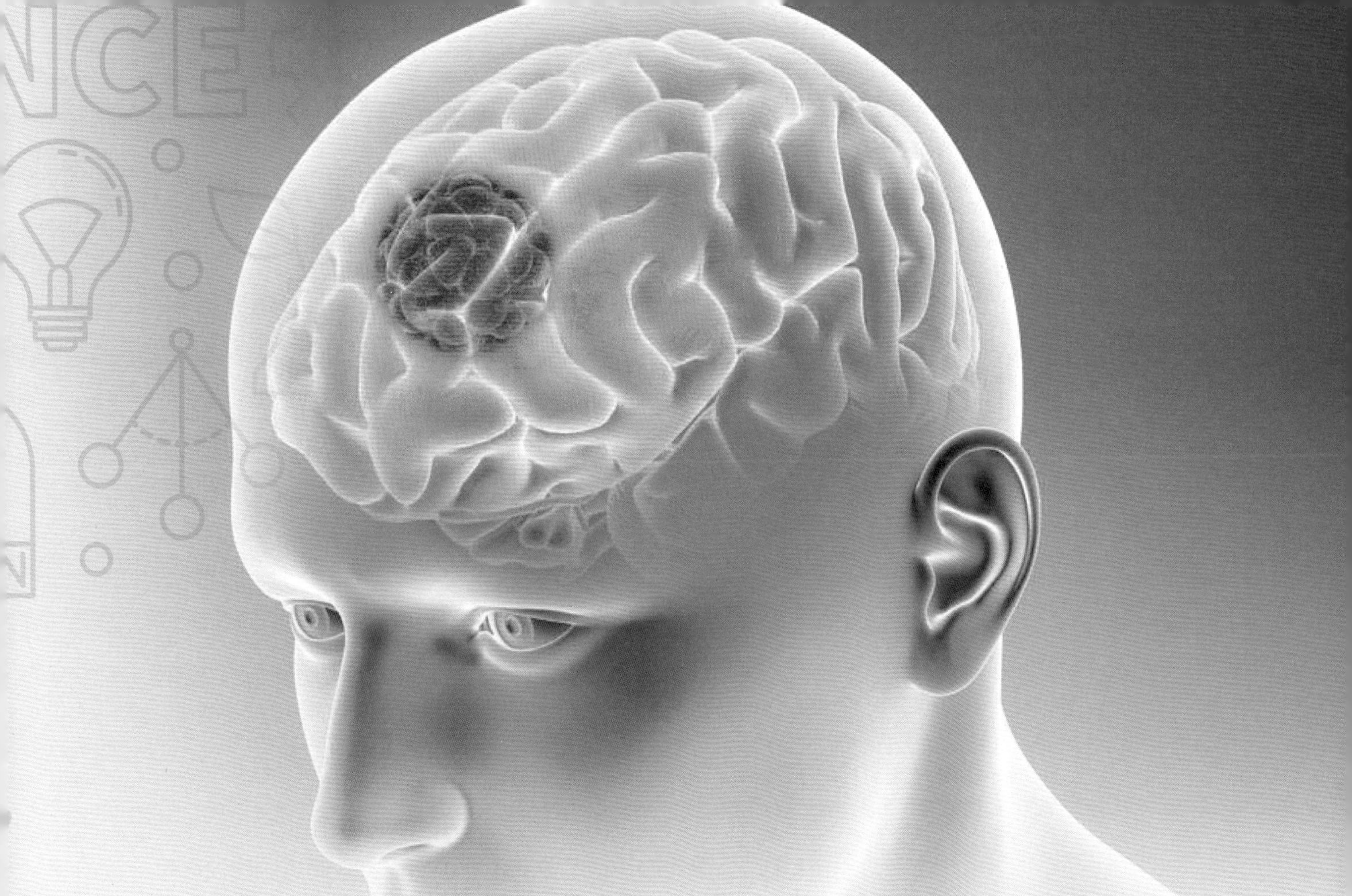

根据脑肿瘤的生长部位，可以分为松果体区肿瘤、鞍区肿瘤、桥小脑角肿瘤、大脑半球肿瘤等，这些是根据肿瘤生长在脑内的具体部位而命名。

根据肿瘤的病理性质不同，可以将其分为胶质瘤、髓母细胞瘤、颅咽管瘤等。

滚蛋吧！脑瘤君

1. 避免辐射

肿瘤的本质是体内正常的基因突变成肿瘤基因，而辐射就是造成基因突变的原因之一。儿童的头皮、颅骨都比较薄弱和娇嫩，更容易受到辐射的伤害。电离辐射是世界卫生组织公布的一类致癌物，一定要远离，比如核工业燃料、医用 X 射线，CT、夜光手表、工业部门的射线发射器、电子显微镜、高压电子管、彩电显像管等。

非电离辐射，比如手机辐射，在是否导致脑瘤上尚有争议，但的确有不少文献报道手机辐射导致脑肿瘤的情况，所以建议尽量减少儿童使用手机的时间，并引导儿童健康地使用手机。

2. 远离有毒有害物质

有毒有害物质也可能会通过基因突变导致脑肿瘤的发生。

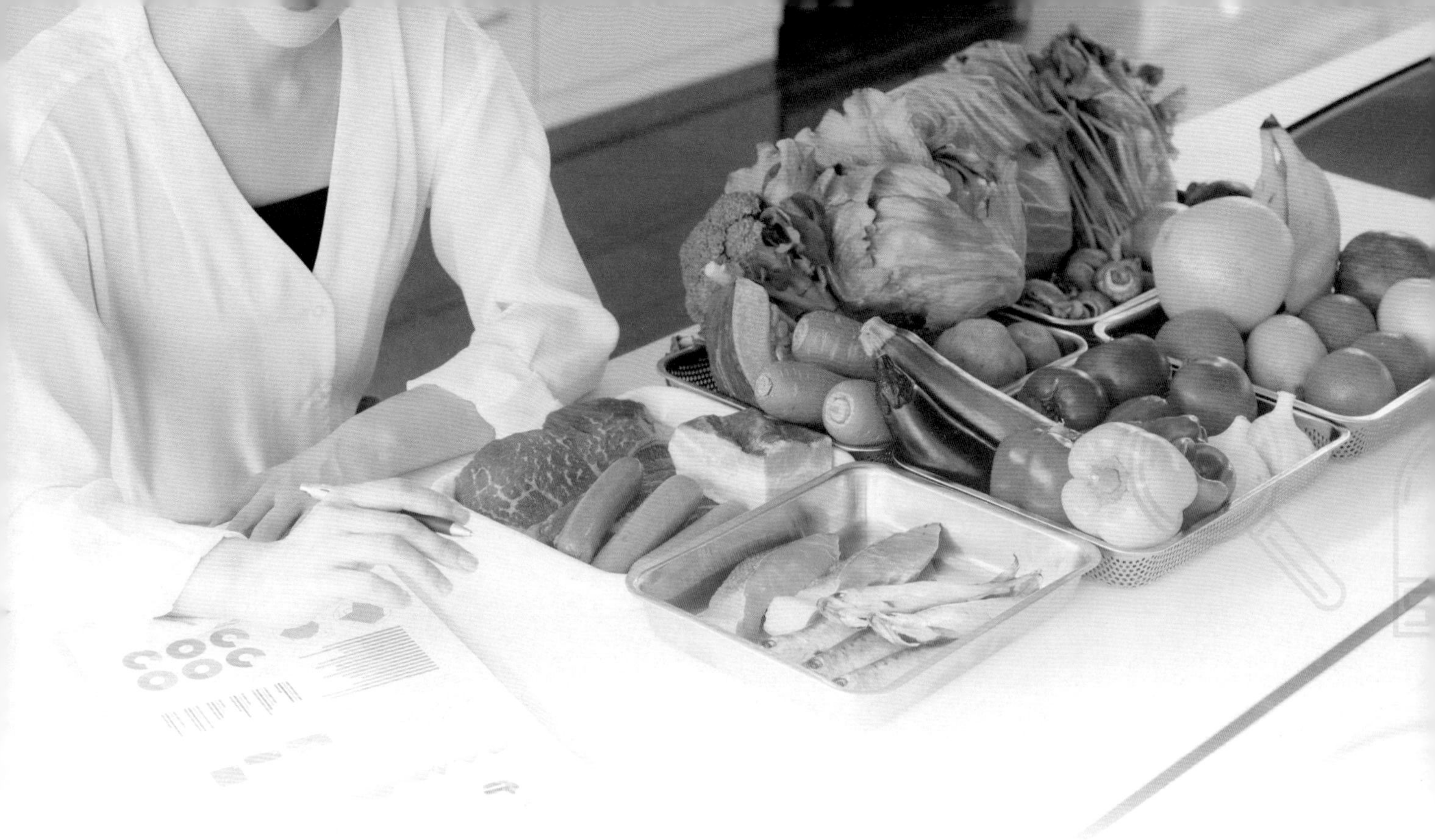

比如化工厂、电池厂、核工业的工业废料。家住附近的建议尽早搬离。

3. 避免滥用药物

孕期或者宝宝出生后滥用药物有可能导致严重的后果。比如抗生素和激素类药物的滥用，都有可能导致脑肿瘤。所以一定要在医生的建议下合理用药。

合理营养须避免营养物质的不均衡摄入，特别要避免摄入含有激素的食物（比如含有激素的保健品或者注射激素长大的鸡、鸭、鱼、黄鳝等食品），易导致体内内分泌失调，也可能诱发脑肿瘤。

4. 全面合理营养，避免使用激素

孩子的成长需要全面合理的营养。必需的营养物质，包括蛋白质、脂肪、糖、水、维生素、微量元素等都要摄入，并且要符合生长发育需要的比例。要让孩子从小适应各种不同的营养成分，不要养成挑食、偏食的习惯，避免给小儿吃油炸、垃圾食品等，否则不利于孩子正常进食。

5. 积极锻炼提升免疫力

人体的正常免疫力可以有效对抗肿瘤。提升免疫力的前提，第一是均衡营养，第二是积极锻炼身体。儿童及青少年朋友应该积极参加适合自己的体育锻炼活动，推荐跑步、跳操、游泳等有氧运动，提升免疫力的同时也让大脑更健康。

儿童多动症：我们有多少误解

你将了解：

多动、好动不一定是多动症

多动症可治愈吗

学习时注意力不集中怎么办

许多同学在学习时会出现注意力不集中的情况，比如刚看了一会书，就开始想“动起来”：玩玩具、打游戏、刷手机。明明觉得自己不应该这样，但就是忍不住分神。中国社会心理学会有调查显示，41.2% 的学生都认为上课时不能集中注意力，而在自习时间，51.4% 的学生都无法集中注意力。有的同学甚至被家长或者老师冠以“多动症”的帽子，被带到医院进一步检查和治疗！可是真有这么多的同学患有“多动症”吗？我们对于“多动症”又有多少误解？

多动、好动不一定是多动症

其实多动症的发病率在 5% 以下，如果一个年级有 100 名学生，最多只有 4~5 个真正的多动症患儿。所以不必谈“多动”

多动症全称为注意缺陷与多动障碍 (Attention deficit and hyperactivity disorder，ADHD) 指发生于儿童时期与同龄儿童相比，以明显注意集中困难、注意持续时间短暂、活动过度或冲动为主要特征的一组综合征。多动症是在儿童中较为常见的一种障碍，其患病率一般报道为 3%–5%，男女比例为 4:1。

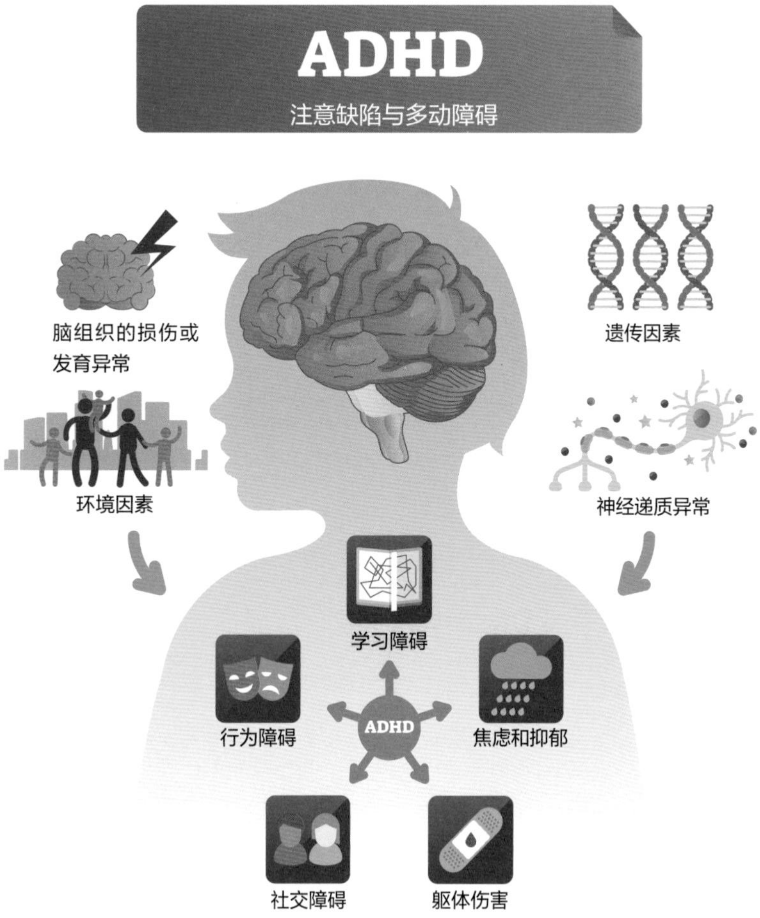

而色变。如果同学们出现了注意力不集中，并深受其困扰，首先要判断是不是多动症。如果是，则交给医生正规治疗；如果不是，则需要掌握提升注意力的方法。

许多同学天生活跃，思维发散，活泼好动，这是大脑的正常功能，并不是多动症。

多动症的本质并不是“动”，“动”只是外在的表现。多动症的本质是大脑内在的注意力缺陷。正常的大脑在工作时，会主动屏蔽外在信息的干扰，将精力集中专注在手头正在做的事情上，所谓“专心致志”。而多动症的大脑出现了注意力和控制力的功能障碍，无法屏蔽外界信息的干扰，任何一个小小的信息刺激（比如噪音、蚊子、手机、风声等）都可以吸引其注意而导致过激的反应，而当事人无法控制这种行为。

因此，如果能够在严肃安静的场合或陌生的环境中控制自己的行为，而不是不分场合地过分活跃，那么可以排除多动症。

第二，对于感兴趣的活动，能够具有一定目的性地计划、安排并完成，那么是可以集中注意力去完成任务，而非注意缺陷。

第三，多动症患儿的多动和冲动往往是没有原因的，常常让人难以理解，如果孩子特别淘气、好动，事出有因的话并不是多动症。

第四，有的孩子虽然好动，但拥有比较好的人缘，能够与小伙伴有较好的关系，而不是总说“他们不和我玩”，并不是多动症。

第五，在做快速、反复或轮换动作时，并不迟钝，能够自如完成，那么说明工作记忆方面没什么问题，也可以排除多动症。

多动症的诊断标准

以下是医生们诊断多动症的标准，主要参考《精神疾病诊断与统计手册》（The Diagnostic and Statistical Manual of Mental Disorders，简称为DSM）关于ADHD的诊断标准，要求满足A-E。

A 症状标准：

(1) 注意缺陷症状：符合下述注意缺陷症状中至少6项，持续至少6个月，达到适应不良的程度，并与发育水平不相称。

① 在学习、工作或其他活动中，常常不注意细节，容易出现粗心所致的错误；

② 在学习或游戏活动时，常常难以保持注意力；

③ 与他说话时，常常心不在焉，似听非听；

④ 往往不能按照指示完成作业、日常家务或工作（不是由于对抗行为或未能理解所致）；

⑤ 常常难以完成有条理的任务或其他活动；

⑥ 不喜欢、不愿意从事那些需要精力持久的事情（如作业或家务），常常设法逃避；

⑦ 常常丢失学习、活动所必需的东西（如：玩具、课本、铅笔、书或工具等）；

⑧ 很容易受外界刺激而分心；

⑨ 在日常活动中常常丢三落四。

(2) 多动/冲动症状：符合下述多动、冲动症状中至少6项，持续至少6个月，达到适应不良的程度，并与发育水平不相称。

① 常常手脚动个不停，或在座位上扭来扭去；

② 在教室或其他要求坐好的场合，常常擅自离开座位；

③ 常常在不适当的场合过分地奔来奔去或爬上爬下（在青少年或成人可能只有坐立不安的主观感受）；

④ 往往不能安静地游戏或参加业余活动；

⑤ 常常一刻不停地活动，好像有个机器在驱动他；

⑥ 常常话多；

⑦ 常常别人问话未完即抢着回答；

⑧ 在活动中常常不能耐心地排队等待轮换上场；

⑨ 常常打断或干扰他人（如别人讲话时插嘴或干扰其他儿童游戏）。

B 病程标准：某些造成损害的症状出现在7岁前。

C 某些症状造成的损害至少在两种环境（例如学校和家里）出现。

D 严重程度标准：在社交、学业或职业功能上具有临床意义损害的明显证据。

E 排除标准：症状不是出现在广泛发育障碍、精神分裂症或其他精神病性障碍的病程中，亦不能用其他精神障碍（例如心境障碍、焦虑障碍、分离障碍或人格障碍）来解释。

多动症可治愈吗

不少家长认为儿童多动症没有办法治愈，这种认识是错误。通过医生正规的心理辅导以及行为矫正并配合药物治疗，大多数儿童的多动症可以有效治愈。所以多动症应该强调的是早发现、早治疗。治疗的越早，效果越好。否则多动症将影响儿童大脑的发育和未来的生活，产生内向、自卑、人际关系差等心理问题。

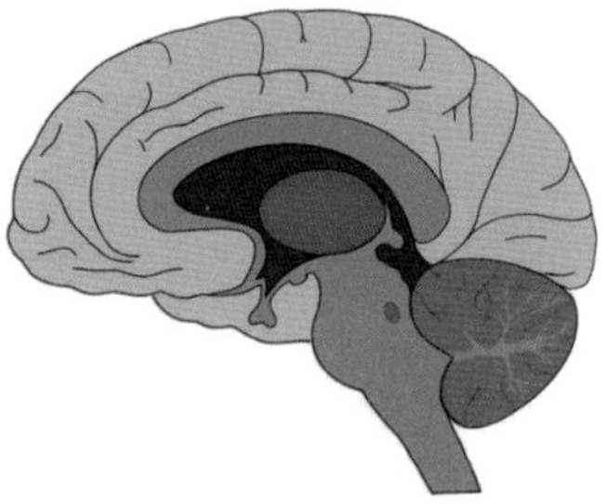

图中蓝色的点为大脑的蓝斑核

去甲肾上腺素是一种神经递质，主要由大脑的蓝斑核分泌，可以作用于几乎整个大脑的神经细胞，参与多项与注意力相关的神经通路，被称为“专注”的原动力。

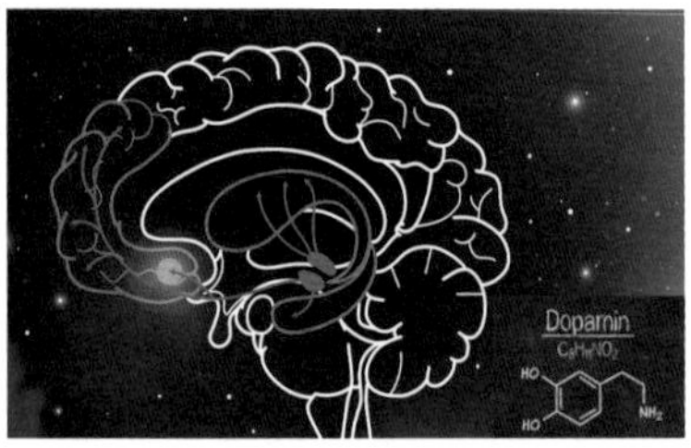

人脑内多巴胺通路

多巴胺是神经细胞间传送脉冲的一种化学物质。作为大脑“奖赏回路”的重要神经递质，多巴胺和人的情欲、感觉有关，它传递兴奋及开心的信息。另外，多巴胺也与各种上瘾行为有关。

学习时注意力不集中怎么办

那么对于不是多动症的同学，又有注意力缺陷的困扰，应该怎样提升专注力呢？

在脑科学的理论中，专注力可以分为短期专注（1 至 2 小时）和长期专注（数月至数年），分别由大脑里不同的神经递质管理，所以提升不同的专注力有不同的方法。

短期专注：去甲肾上腺素

大家不妨想一想：人和动物在什么时候最专注？危急时刻！这是因为危急时刻机体会分泌大量去甲肾上腺素作用于大脑，让大脑时刻保持紧张警惕、注意力集中，以应对“战斗”状态，躲避危险。

所以要想在短期内提升自己的注意力，就要想办法提高去甲肾上腺素水平，让自己置身“危机”之中。

长期专注：多巴胺

什么样的化学物质能激发大脑长久的专注？那就是大脑中代表奖励和欣赏（大脑奖赏回路）的快乐激素——多巴胺。

做一做

如何在学习生活中提升我们的去甲肾上腺素水平

1. 提倡真正的休息，“节约使用”去甲肾上腺素

既然去甲肾上腺素是一种“物质”的神经递质，就容易被消耗。当它消耗殆尽时就无法发挥作用。所以要节约使用，把它用在关键处。

有的同学学习累了想休息一下，于是就放松下来打游戏，没想到紧张刺激的游戏把自己搞得更累了，学习起来更加分心。这是因为他在休息的时候仍然把自己置身于“紧张和危急”之中，刺激机体分泌大量去甲肾上腺素以至于该类激素消耗殆尽，没有“余额”去工作学习了。

所以，如果要节约使用去甲肾上腺素，就要提倡真正地休息。把握舒缓的原则，比如听舒缓的音乐，在草地、沙滩上放空自己，或闭目养神，如此才能真正使得去甲肾上腺素减少分泌，为随后紧张的学习储备能量。

2. 增加营养，储备合成去甲肾上腺素的原料

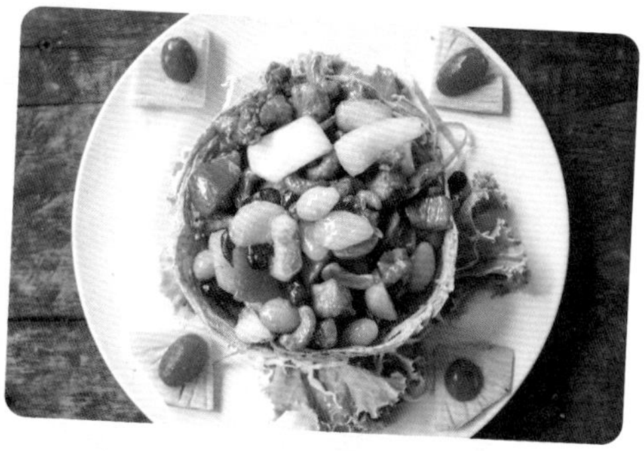

苯丙氨酸是去甲肾上腺素合成的必备原料。所以平时要多吃大豆、坚果和肉类，因为它们都含有丰富的苯丙氨酸。

3. 为学习任务设置最后期限，在规定时间内完成

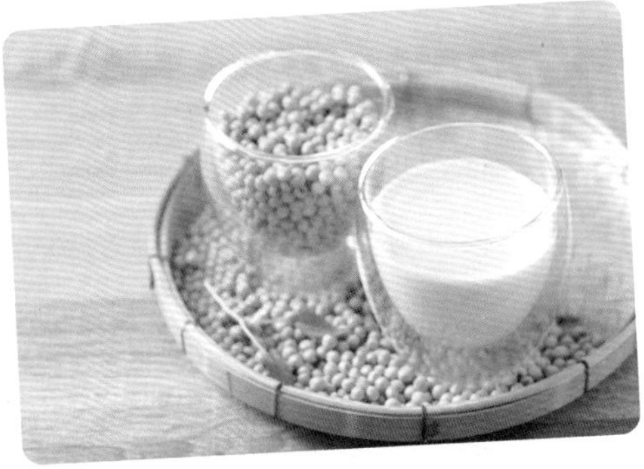

如果一项学习任务没有设定期限，就没有动力去完成它，而一旦设置了完成时间，甚至给出了规定时间不能完成的惩罚，我们就会紧张起来，集中注意力学习，反而能更好地完成任务。

这是因为一旦设定期限，就相当于把大脑置于“危险”的状态。担心无法及时完成任务的危害，会刺激大脑分泌大量去甲肾上腺素，帮助我们集中注意力。

许多让孩子们上瘾的游戏就是利用了人脑多巴胺奖赏系统。努力打游戏，可以让主角人物或者装备升级，打更大的怪兽获得成就感，甚至直接发布奖杯奖牌。在不断的奖励中，激活人脑中的奖赏系统不断地分泌多巴胺，让玩家不断感受到愉悦感，保持专注，深陷其中，无法自拔。

所以，要想长期保持学习的专注，就要想办法促进多巴胺分泌，把学习当成一种“游戏”。最简单的做法是，达到目标就给自己奖励，不论这个目标是大还是小。比如，做完作业就去踢球。看完这一章节就奖励自己一个冰淇淋，不断给自己奖励，能够不断提升多巴胺的水平。学校领导发奖金奖励教师，老师给成绩好、表现好的孩子发奖状奖品，也是同样的道理。

大脑奖赏回路及其发现

在我们的大脑里，有一个由亿万神经细胞组成的奖赏回路。当奖赏回路被激活时，我们能体验到幸福愉快的感觉。比如：饥肠辘辘时，能吃上热腾腾的饭菜，寒冬腊月时，能回到温暖的家，都会让人产生愉悦的感觉，这背后的机制就是激活了大脑里的奖赏回路。同样的道理，一些毒品也是通过强烈地激活大脑的奖赏回路让“瘾君子”欲罢不能。

20 世纪 50 年代，加拿大麦基尔大学的詹姆斯·奥尔兹和彼得·米尔纳把几只小鼠的大脑皮质下区域（后被证实为小鼠大脑的奖赏系统）和一个小踏板连接在一起。小鼠按下踏板，相连的神经元就会被微弱的电击激活（小鼠会体验到强烈的快感）。科学家惊奇地发现，这些小鼠会非常专注地把按踏板排在一天生活中最优先的位置，甚至不吃不喝，一天按 700 次踏板直到死亡。大脑的奖赏回路就这样被发现了。

大脑的奖赏回路对人类进化和生存具有重要意义。只有让人体验到做事的愉快，人类才能不断有动力去实践有利于人类生存和发展的行为，比如创造、持久的坚持等等。如果对奖赏回路使用不当则会让人陷入到堕落的深渊，比如成瘾行为。

想一想

我们学习的动力是什么？

我们为了什么而学习？不同的人有不同的答案。有的同学努力学习纯粹是为了免受父母打骂，那么他们学习的动力就是“去甲肾上腺素”动力型。但如果好好学习是因为成绩好就可以得到老师和父母的表扬，或者自己找到了学习的乐趣，这就是“多巴胺”动力型的学习。

大量实践表明，“多巴胺”型的孩子比“去甲肾上腺素”型的孩子成绩更好、更持久，也更快乐。

4

当人脑遇见类脑科学

何为类脑科学

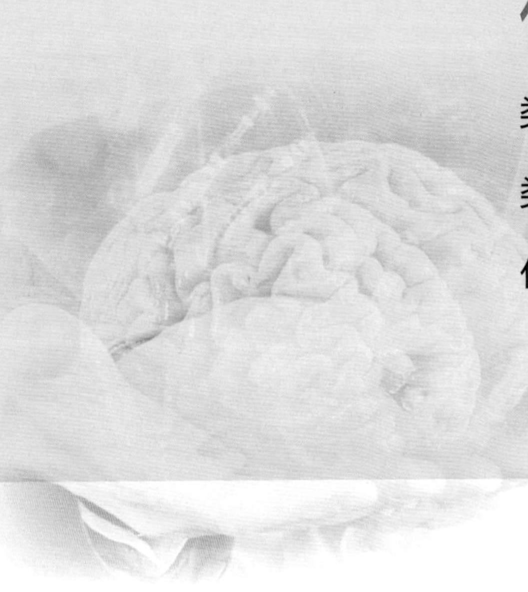

你将了解：

类脑科学是什么

类脑研究的历史和挑战

什么是中国脑计划

"类脑"顾名思义就是"类似于大脑"。科学家向自己的大脑学习，认定机器高度智能化的实现可以从人类脑科学中得到启发和突破。但类脑智能不是复制人的大脑，而是希望通过研究人类大脑的工作机理并模拟出一个和人类一样，具有思考、学习能力的机器人。

2023 年，ChatGPT 火爆全网。它不仅能够通过理解和学习人类的语言来进行对话和互动，真正像人类一样来聊天交流，还能完成撰写邮件、视频脚本、文案、译文、代码，写论文等任务。其实不仅是 ChatGPT，自动扫地机器人，自动厨房、洗衣机等以人工智能为代表的类脑技术已经深入到人类生活的方方面面。基于其对军工、国家安全、生产生活的重要影响，许多国家已经把类脑研究提升到了国家战略的高度。可是究竟什么是类脑研究？

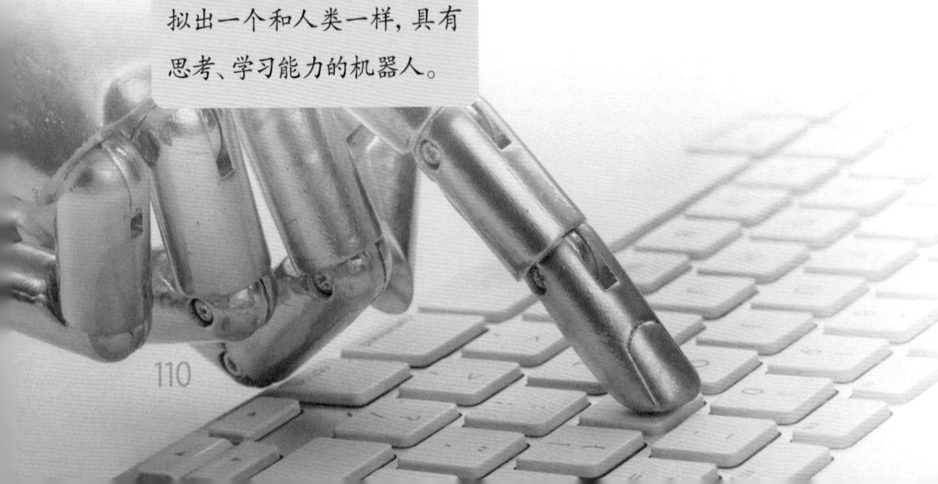

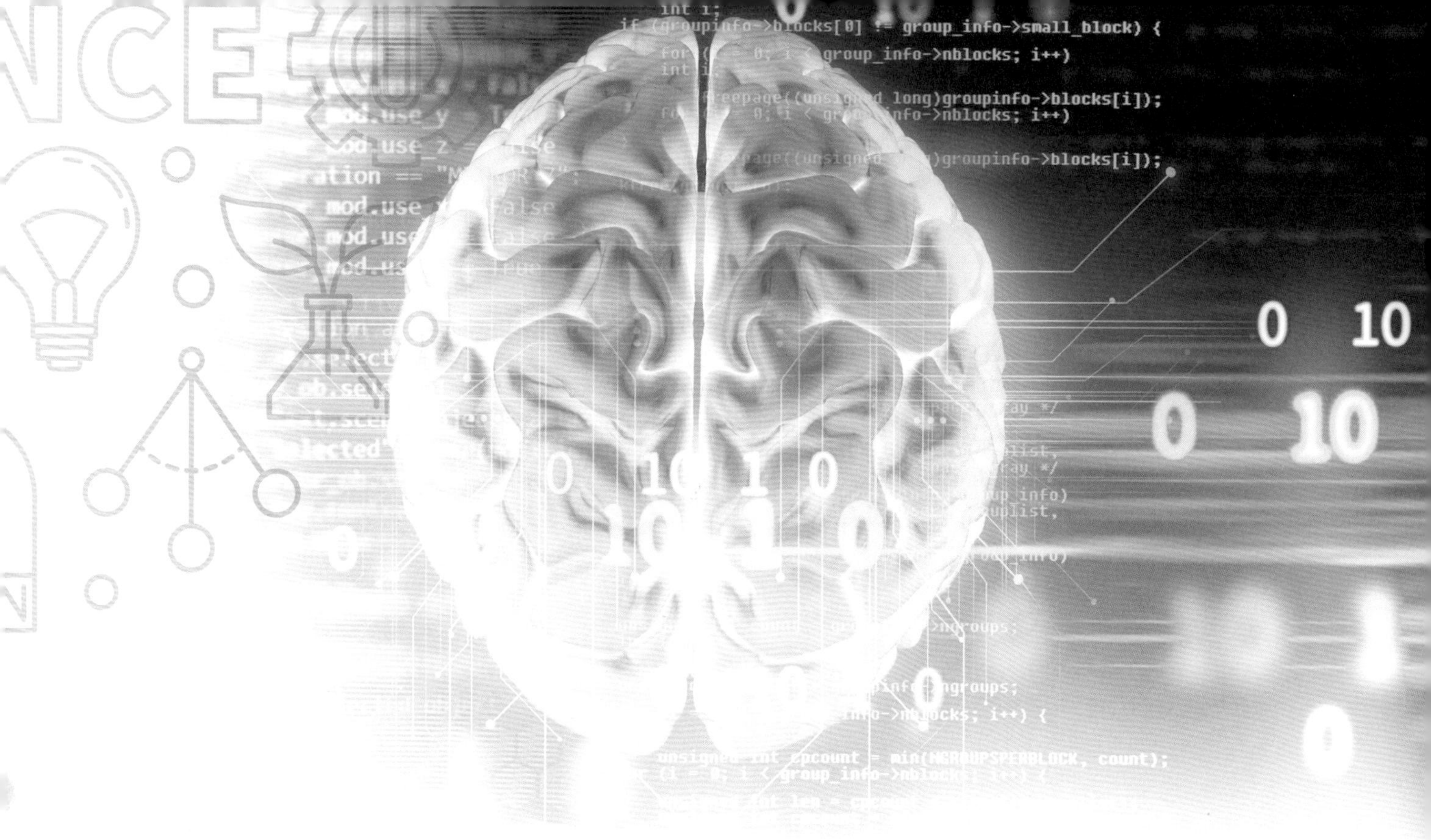

随着研究的深入，类脑研究的内涵和外延也在不断突破，目前来说类脑研究是以“人造超级大脑”为目标，借鉴人脑的信息处理方式，模拟大脑神经系统，构建以数值计算为基础的虚拟超级脑；或者通过脑机交互，将计算与生命体融合，构建以虚拟脑与生物脑为物质基础的脑机一体化的超级大脑，最终建立新型的计算结构与智能形态。通俗来讲就是“认识脑”“模仿脑”和“连接脑”。

类脑研究的逐步拓展

模仿人脑的处理机制，建立接近乃至超越人类智能的机器，一直是人类的愿望。“计算机之父”冯·诺伊曼1945年发布的著名研究报告表明，大脑神经系统是其计算机体系结构的重要参照。“人工智能之父”艾伦·图灵也早在1948年提出了一个用类神经元作为基本单元组成网络的方式构建计算机的方案。但因为条件所限，冯·诺伊曼与图灵都没有真正实现仿神经的计算系统。

1958年康奈尔大学罗森布拉特(Frank Rosenblatt)根据单个神经元模型建立了首个神经网络模型“感知机”，开创了模仿大脑神经系统的人工智能联结主义学派。

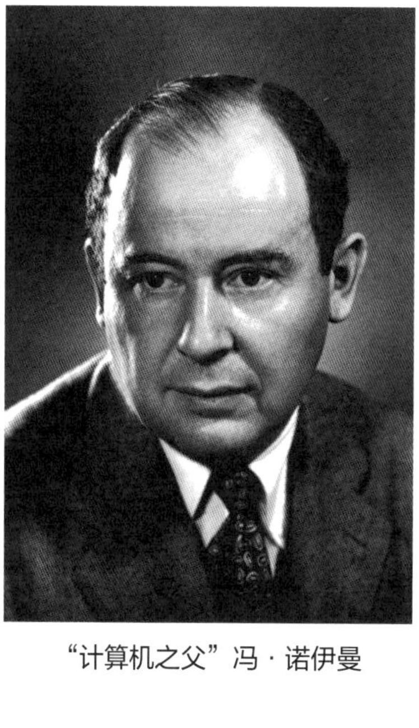

“计算机之父”冯·诺伊曼

最强大脑

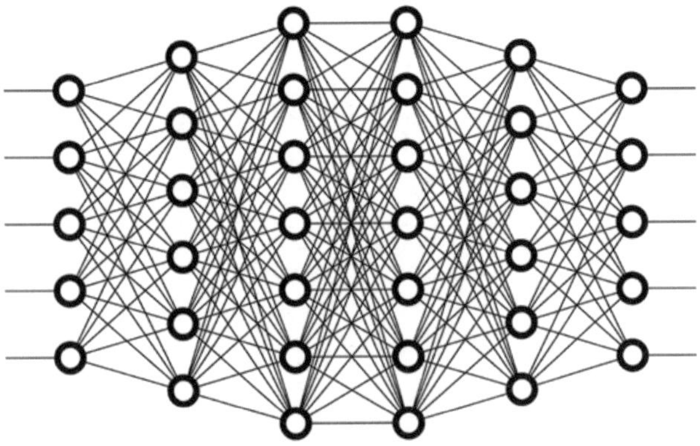

人工神经网络

20 世纪 80 年代末，美国加州理工学院卡弗 · 米德（Carver Mead）首次提出类脑计算的概念。希望摆脱了传统冯 · 诺伊曼的计算机模式，模仿人类大脑工作原理，开发出快速、可靠、低耗的运算技术。其后，基于神经网络模型“感知机”提出的“人工神经网络”和“深度学习”快速发展，同时计算机的“算力”也在大幅度提升，这让人工智能取得了重要突破。

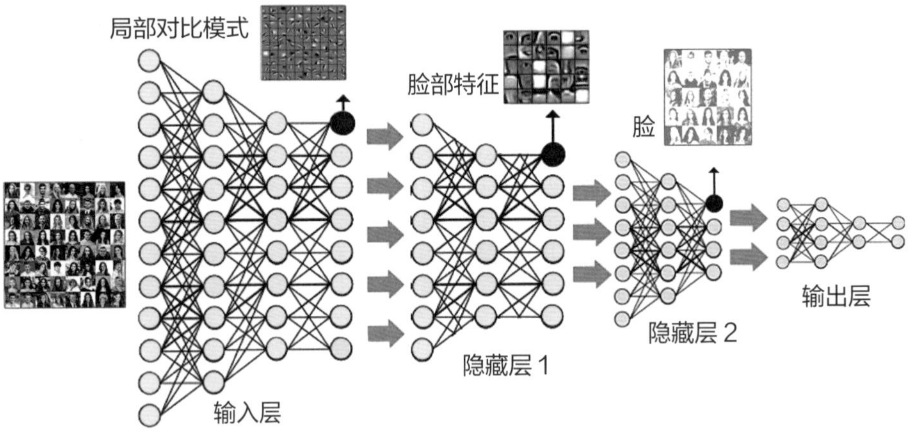

人工智能深度学习神经网络

21 世纪以来，“脑机接口技术”开始快速进展。这让大脑直接操控机器或者机器直接反馈大脑成为可能。2006 年，布朗大学研究团队完成首个大脑运动皮层脑机接口设备植入手术，能够用来控制鼠标。2012 年，脑机接口设备已能够胜任更复杂和广泛的操作，可以让瘫痪病人对机械臂进行操控，自己喝水、吃饭、打字与人交流。2020 年埃隆 · 马斯克旗下的脑机接口公司 Neuralink 举行发布会，找来“三只小猪”向全世界展示了可实际运作的脑机接口芯片和自动植入手术设备。2022 年中国脑机接口柔性电极技术在世界顶级学术期刊《科学》杂志上发表，这是提高手术精准度、保护神经功能的关键技术。该技术将仅有 2 微米大小的电极点组成的新型柔性电极，通过手术放到大脑上，帮助医生更精确地“看”到大脑内部神经等，从而最大限度保护大脑的功能。

“脑机接口”在计算机与生物脑之间建立了一条直接交流的信息通道，这为实现脑与机的双向交互、协同工作及一体化奠定了基础。“类脑”的概念逐步从信息域自然地延伸到生命域，因此，以脑机互联这一独特方式实现计算或智能，也被归入类脑研究范畴。

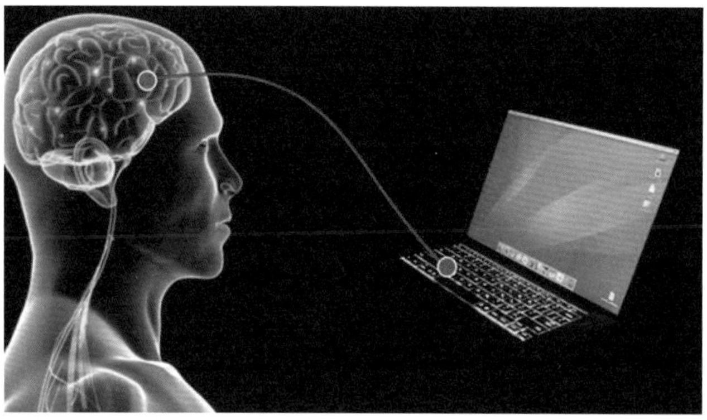

脑机接口

随着神经科学对人脑认识的不断深入与持续积累，脑科学与人工智能研究已经越走越近，两者互相借鉴与融合，有望推动新一轮类脑智能技术革命。

类脑研究的重要挑战

类脑研究着力于让“电脑”向“人脑”迈进。这意味着类脑研究既要研究人脑的运作机制，又要探索电脑的算力极限，还要将两者有机结合。在未来，面临着两大挑战。

大脑思考难

人类的大脑究竟是如何思考的？亿万神经元如何有效组织在一起产生意识？这仍然是未解之谜。人脑的学习记忆能力如何有效提高？神经细胞之间怎样有效连接？人类神经元的海量数据处理方式怎样让计算机的算力有效承接？这对计算机“大脑”容量、思维速度等都有更高要求。目前科学家们尝试将云计算、云存储等先进技术引入到机器人后台，努力让机器人的“大脑”向着信息更丰富、运算更快、反应更准确、学习更灵活的方向迈进。

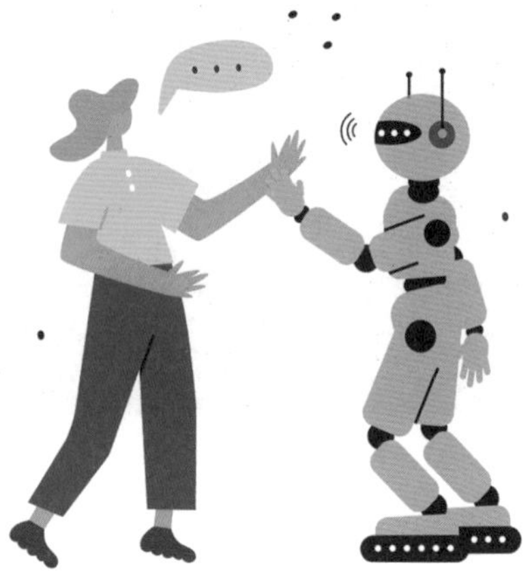

沟通交流难

语言是人类区别于动物的特有功能。人脑是怎样产生语言的？机器人如何与人对话呢？机器人依靠传感器收集外界声音信号，通过语音识别系统和相关处理技术对信号进行分析解读。机器人“听懂”后，其“中枢系统”怎样思考？怎样做出相应的动作指示或通过语音合成器模拟人类说话。在嘈杂的现实环境或者复杂的语义环境中，现有的语音识别技术很难成功而高效地实现语音识别、理解和处理操作。

类脑研究是“中国脑计划”的重要组成部分

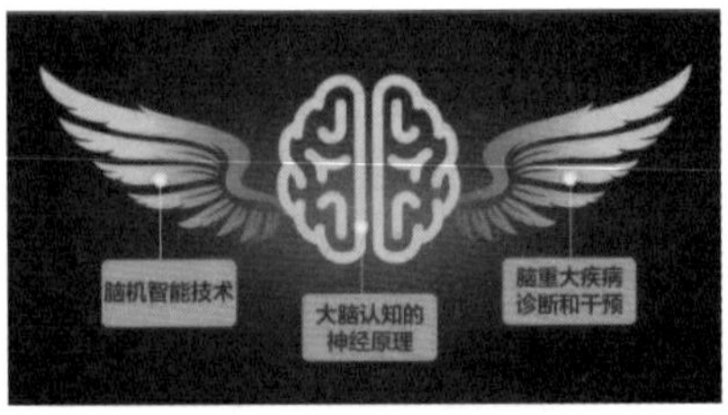

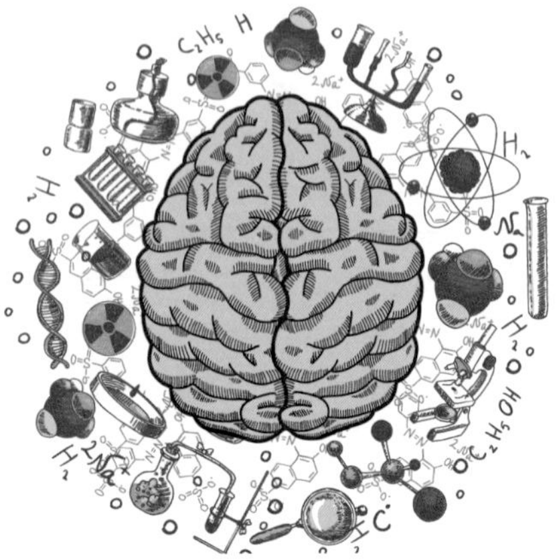

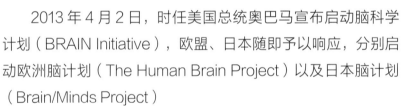

2013 年 4 月 2 日，时任美国总统奥巴马宣布启动脑科学计划（BRAIN Initiative），欧盟、日本随即予以响应，分别启动欧洲脑计划（The Human Brain Project）以及日本脑计划（Brain/Minds Project）

2016 年我国正式提出“中国脑计划”，又称为“脑科学与类脑科学研究”（Brain Science and Brain-Like Intelligence Technology）。主要有两个研究方向：以探索大脑秘密、攻克大脑疾病为导向的脑科学研究以及以建立和发展人工智能技术为导向的类脑研究。

“中国脑计划”主要解决大脑三个层面的认知问题：（1）大脑对外界环境的感官认知，即探究人类对外界环境的感知，如人的注意力、学习、记忆以及决策制定等；（2）对人类以及非人灵长类自我意识的认知，通过动物模型研究人类以及非人灵长类的自我意识、同情心以及意识的形成；（3）对语言的认知，探究语法以及广泛的句式结构，用以研究人工智能技术。

我们是否都活在虚拟世界

你将了解：

大脑感知世界的秘密

幻觉是怎样产生的

为什么说我们都活在大脑建立的虚拟世界里

脑部手术以后经常会发生一些匪夷所思的现象，比如患者术后会产生幻觉。

一个烟瘾很大的患者，脑部手术后可能会说：“帮我把桌上那包烟拿过来。”但其实桌上并没有烟。也有患者术后会看到很多逝去的亲人。一位 70 岁的老太太，脑部术后第五天跟我说：“黄医生，我看到了满屋子粉红色的洋娃娃。”实际上病房并没有洋娃娃。

为什么会产生幻觉？如果说患者因为脑部刺激产生了幻觉，所看到的并不是真实的世界，那我们正常人看到的是否完全真实的世界？

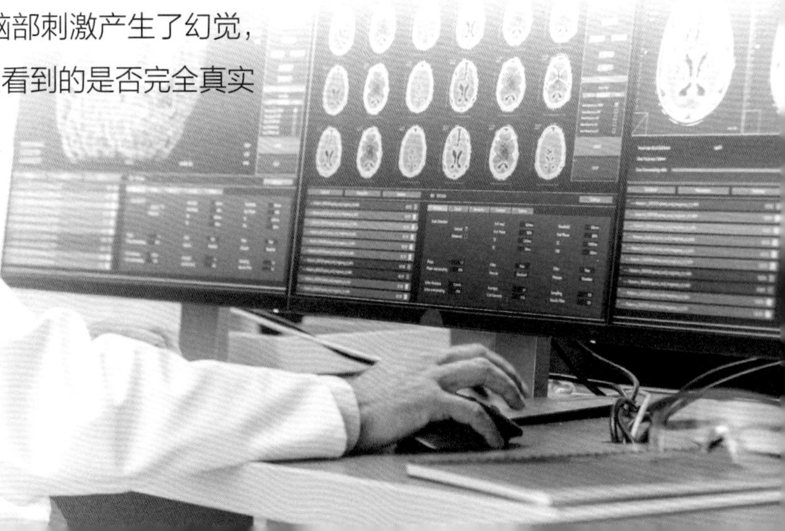

大脑感知世界的秘密

大脑的本质，是一个信息处理器。这个信息处理器是如何发挥作用的呢？

我们为什么能看见世界？是不是有光射进我们的大脑？我们为什么能听见世界？是不是有声音传入我们大脑？答案：都不是。大脑一直生活在黑洞洞的头骨里，这里没有光线，更没有声音，只有血液、脑脊液、生物电和各种化学物质。但大脑却通过这些物质的相互作用，让我们感受到了丰富多彩的世界。

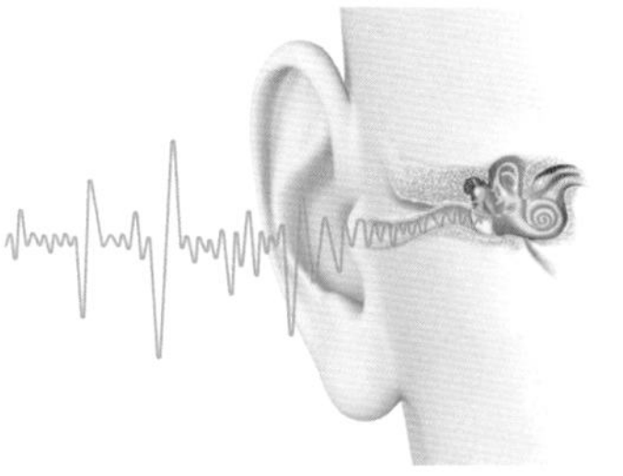

耳朵将声波编码成电信号并通过听神经传入大脑

宫、商、角、徵、羽（读音为 gōng shāng jué zhǐ yǔ），又称“五音”，是我国五弦古琴的五声音阶中五个不同音的名称。

眼睛，就像一台超级高清摄像机，采集光线的信号，并把它们转化成电化学信号，然后通过视神经传导到大脑的视觉皮层。大脑再通过对电化学信号进行解码，还原出眼前五颜六色的世界。

耳朵，就是声音信号的接收器和转化器。耳朵采集声音信号并通过耳膜、听小骨和耳蜗等结构将其转化成电化学信号，通过听神经传递给大脑的听觉皮层。大脑再对这些信号进行解码，让你识别出宫、商、角、徵、羽等不同声音。

幻觉是怎样产生的

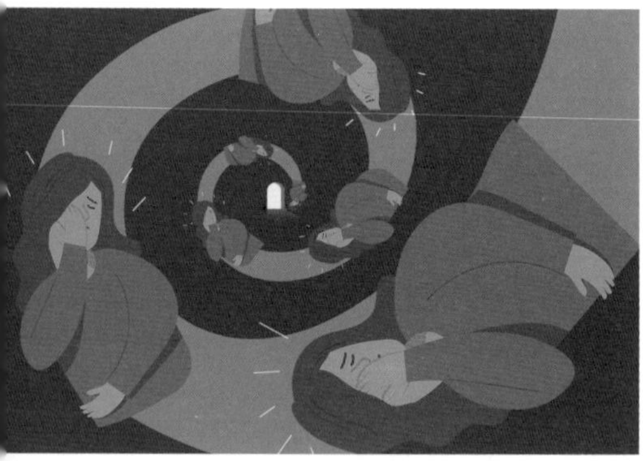

在大脑正常工作的情况下，大脑所解码的信号一般可以反映客观世界。但是当大脑发生病变，或者经过手术或药物的刺激以后，大脑的工作就会产生错误。你就会看到或者听到不存在的东西。而这就是幻觉产生的原理。幻觉的产生往往根源于你内心深处的渴望。比如说，你很喜欢一个明星，你产生的幻觉，就有可能是和这位明星见面了。你很思念逝去的亲人，那你产生的幻觉可能就是这位亲人。如果你很热爱你的工作，那你产生的幻觉就可能是你的工作。

比如有一位病人，他是一个单位的大领导，脑部做完手术后，大脑受到刺激，也产生了幻觉。他把整个病房当成了会议场，他在开会！他坐在病床上大声喊：“人民群众今天所反映的问题，我们一定要解决！”这时我正好推门进去查房。他看到我就对我说：“你怎么可以随便进来？你不知道我们正在开会吗？”我马

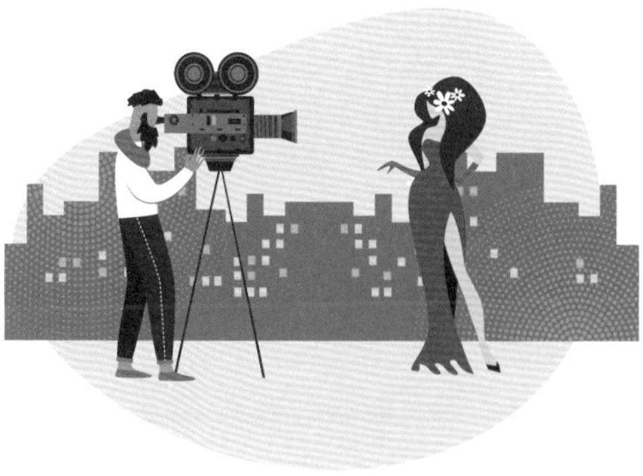

上明白怎么回事。这个时候不能跟他对抗。他血压高起来很容易引发脑溢血。所以我只能说：“领导开会辛苦了，小黄是来给您倒杯茶的。”我倒了一杯茶递给他。他喝了一口对我说：“谢谢你，做好会议记录。”我就马上对家属说：“听到了吗？领导叫你做好会议记录。”家属也特别灵活，就马上拿一本笔记本开始做记录。然后我就悄悄地关了门出去了，给他开了两片治疗脑部精神疾病的药物。三天后，这位领导恢复了正常，他跑过来向我道歉：“黄医生，非常抱歉啊，前几天冒犯了。”我说：“不会不会，这说明，你是一个好领导，你心里只有工作，只有人民，如果你看到的是满屋子的人民币，那你就不是一个好领导了。”

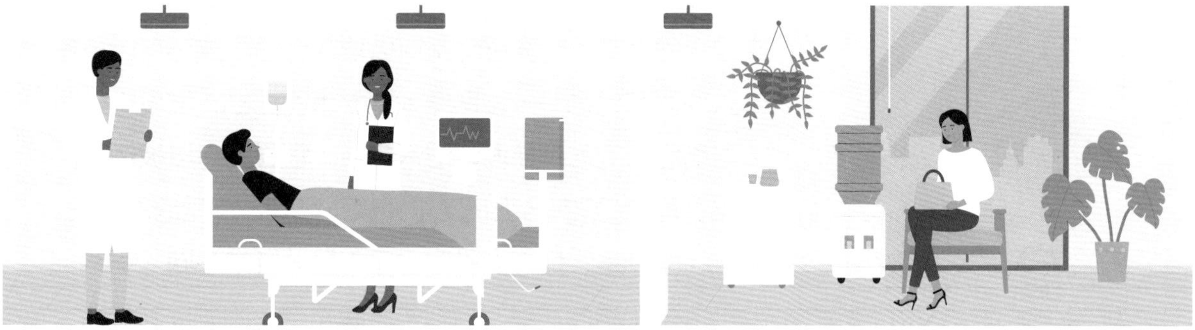

想一想

正常人是否会出现幻觉？怎么判断引起幻觉的原因？

只要大脑功能紊乱，就可能产生幻觉。所以正常人在疲劳、精神压力大的情况下也会出现幻觉，有些人在入睡前也会产生幻觉。正常的幻觉有两个特点：第一是偶尔出现，并不经常出现；第二是产生幻觉的本人非常清楚眼前是幻觉而不是真实的。如果一个幻觉经常出现，比如一天出现好几次，或者出现幻觉的人坚信幻觉是真实的，开始分不清真实与虚幻了，这可能就是疾病，要早点去医院就诊。

小黄医生说脑：什么是真实

总结一下，大脑让我们感受世界，但却并不直接接触世界，而是通过传入的信息解码世界。当大脑解码还原世界的过程出现错误时，就无法反映客观的世界，这就是幻觉产生的原理。

从这个意义上讲，我们其实都活在大脑建立的虚拟世界之中。

“缸中之脑”的思想实验

科学家希拉里·普特南根据大脑感知世界的原理提出了著名的“缸中之脑”的思想实验，讨论的是如何判断自己眼中的世界是不是真实的世界。

一个人被邪恶的科学家施行了手术，他的大脑被从身体上切了下来，放进一个盛有维持脑存活营养液的缸中。脑的神经末梢连接在计算机上，这台计算机按照程序向大脑传送信息，使大脑保持一切完全正常的幻觉。对于它来说，似乎人、物体、天空都还存在，自身的运动、身体感觉都可以输入。这个脑还可以被输入或截取记忆——截取掉大脑手术的记忆，然后输入他可能经历的各种环境、日常生活。它甚至可以被输入代码，“感觉”到自己正在这里阅读一段有趣而荒唐的假设。

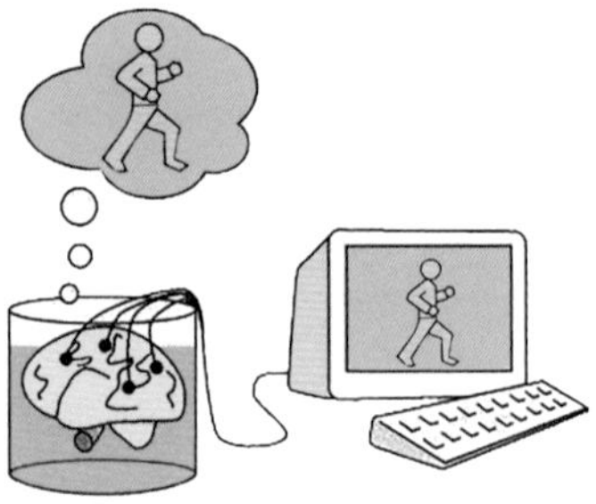

问题是，你怎么确定自己不是“缸中之脑”呢？

这个思想实验，有许多思想原型，比如庄周梦蝶，柏拉图“洞穴的世界”。

想一想

1. 我们可以利用大脑感知世界的原理做哪些工作，来改变人类的生活？

2. 哪些电影或者电视剧参考了“缸中之脑”的思想实验？怎样确认我们不是“缸中之脑”？

做一做

观看电影《黑客帝国》和《盗梦空间》，并从脑科学的角度写一篇观后感。

大脑怎样解读机器信号

你将了解：

脑机接口的基本原理

大脑的可塑性让大脑可以自动学习机器语言

人类感官的局限与拓展

脑机接口是近几年的热门话题。2021年4月，马斯克旗下的脑机接口公司 Neuralink 掀起舆论热潮。一只 9 岁的猴子脑内被植入芯片后，可以用意念来打游戏。脑机接口，顾名思义，是大脑和机器的接口，将大脑和机器连接起来，让大脑指挥机器或者机器反馈大脑。可是，大脑是生物的，机器是非生物的，大脑是怎样解读非生物信号的？

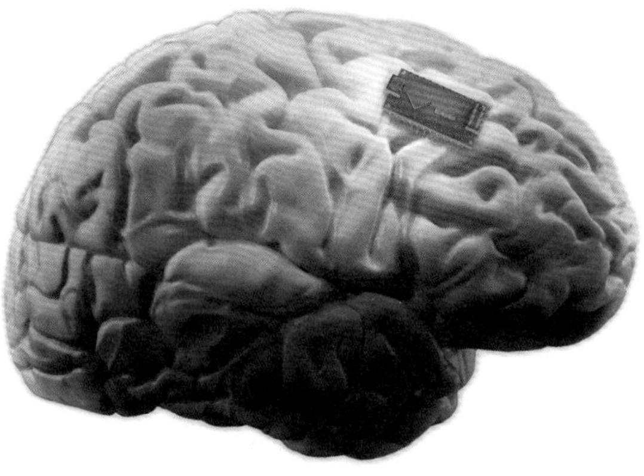

脑内植入芯片示意图

大脑是活件，具有可塑性

许多人会把大脑比作电脑，但两者有显著的区别。计算机工作依赖的是集成电路系统。CPU、内存、硬盘放进电脑就不能再改动了。

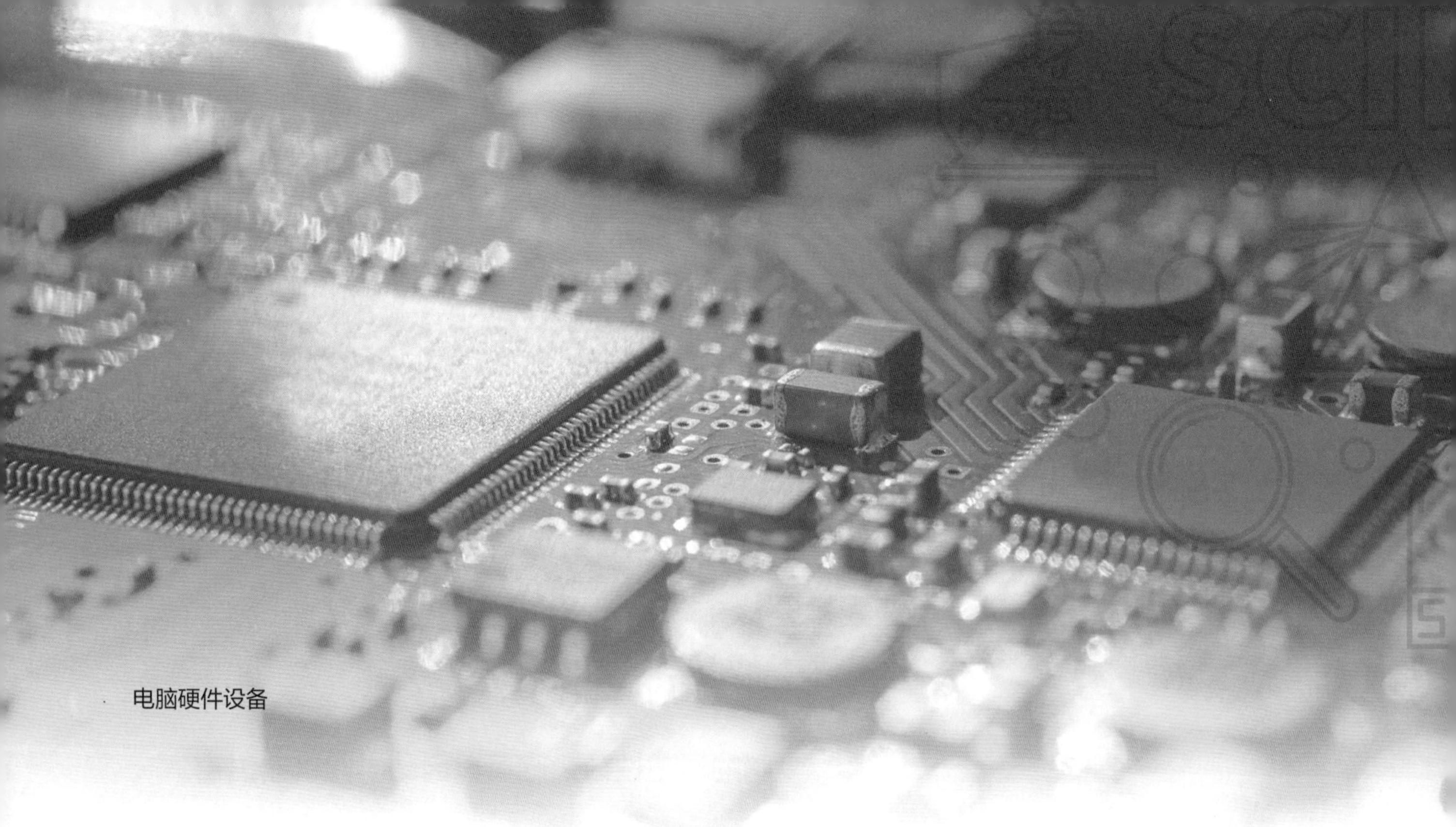

电脑硬件设备

人脑工作依赖的是由万亿个神经细胞的连接形成的神经网络，显著特点是神经网络会不断发生改变，即每个神经细胞都可以和周围的细胞建立数以万计的连接，神经细胞之间的连接方式是无限的。

所以电脑是死的，用的是硬件。而大脑是活的，充满着活件。大脑会根据周围环境的不同，不断修改自己的神经细胞连接方式，以具备新的功能来适应环境，这就是大脑的可塑性。

想一想

生活中是否有大脑可塑性的例子？

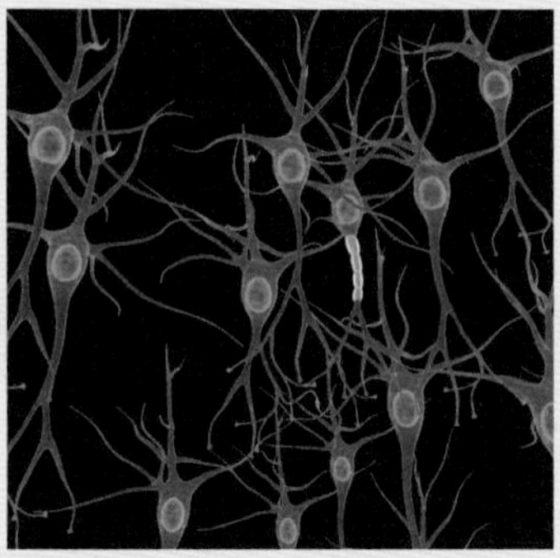

神经细胞聚集形成通路

我们都有类似的经历：学习一项新技能，一开始会觉得很难，但是慢慢地会觉得越来越容易。这是因为大脑的神经重塑功能，在大脑里通过改变神经细胞的连接，打开了一条新的神经通路。这就好像走在一片荆棘丛生的丛林里，一开始走路都是很难的，但是走得多了，路就出来了。改路是大脑神经重塑的关键。当你把眼睛蒙住两个小时以后，触觉系统就会加强，部分视觉传导通路会改成传递触觉的通路，在盲人的大脑中原本负责视觉的脑区会行使听觉和触觉的功能。所以盲人的听觉和触觉都会比常人灵敏。

大脑识别机器信号就像我们学习一门新的语言

因为大脑具有极强的可塑性，根据机器发出的信号不同，大脑也会作出相应的改变来适应机器，学习识别机器的语言。就像我们小时候学习一门新的语言。刚开始，外来的所有信号都是没有意义的杂音，但是神经网络会逐步自动找到信号的规律和模式，并和其他的感官信号交叉对比。经过几周或者几个月的训练，大脑会逐渐发现规律，听懂机器的语言，让所有的信号变得有意义。

人工耳蜗

1800 年意大利亚科学家历山德罗·朱塞佩·安东尼奥·安纳塔西欧·伏特发现电刺激正常人耳可以产生听觉。1957 年法国 Djourno 和 Eyries 首次将电极植入一全聋患者的耳蜗内，该患者感知环境声音并获得音感。1972 年美国 House-3M 单通道人工耳蜗成为第一代商品化装置。1982 年澳大利亚 Nucleus22 型人工耳蜗通过 FDA 认可，成为全世界首先使用的多通道耳蜗装置。至 2010 年初，全世界有十几万聋人使用了人工耳蜗，其中半数以上是儿童。

人工耳蜗依靠麦克风把声音信号转化成电信号再接入大脑。这项技术刚开始应用时，许多科学家都表示怀疑，大脑的神经连接如此精密，能够和粗糙的机器展开对话吗？

但事实证明，我们的大脑没有问题，它会自己慢慢适应机器的语言。人工耳蜗的原理非常简单，就是把 16 个电极与患者未受损的听神经相连接，让声音转化而来的电信号传入大脑，然后由大脑来解析电信号获得声音的体验。

人工耳蜗刚接入大脑时，听觉的体验是不会马上降临的。患者所听到的声音是“嗞嗞嗞嗞，呜嗞嗞嗞……”但是过了几个星期，他的大脑逐渐学会了阐释这些声音信号，“嗞嗞嗞嗞”的声音变成了“你叫什么名字”。经过几个月到一年的训练大多数患者可以使用手机接电话。

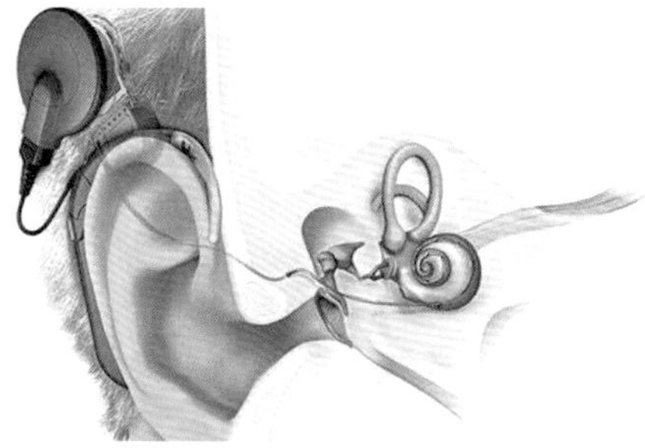

Brain Port 让盲人用舌头“看世界”

BrainPort 是由美国科学家研制出的一种可以让盲人用舌头“看世界”的突破性电子装置。科学家让盲人戴上一个摄像头模拟“眼睛”，同时在盲人的舌头上植入一个电极片。

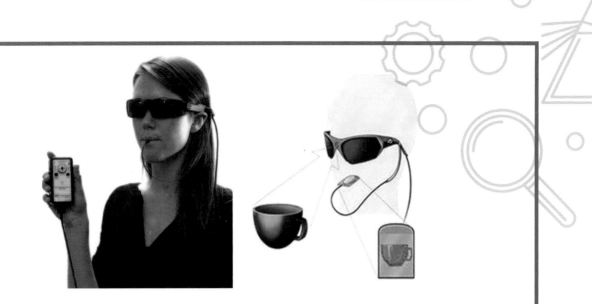

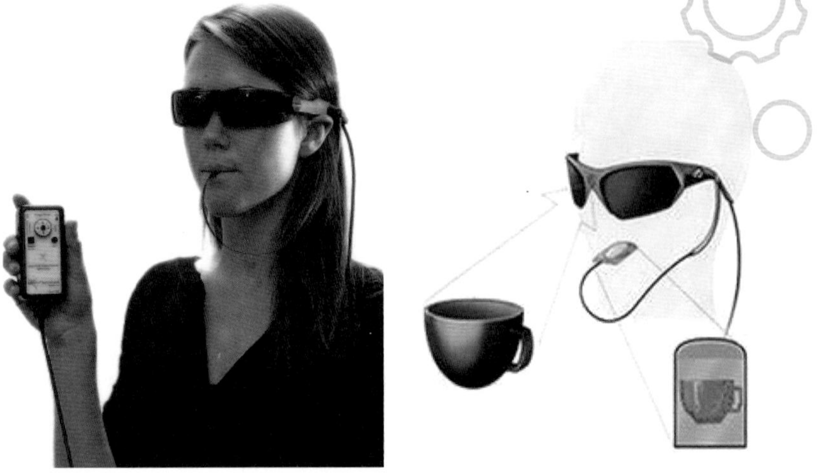

“眼睛”摄像头采集视频信号并转化成电信号发送到电极片。电极片通过发送小幅度的电击刺激舌头，让舌头感到酥麻并传递进大脑。利用这个装备，盲人可以熟练地越过障碍物。经过训练以后甚至可以打篮球和攀岩。

从本质上看，不论是“听”还是“看”，无非就是不同的电流流进黑洞洞的颅骨。大脑作为一个信息处理器，它并不关心信息到底从哪里来。只要有信息的输入，大脑就会想办法去处理它。

人体感官的局限和拓展

不论是人工耳蜗还是人工眼睛，只是替代或者修补我们人类已经具备的感官。能不能利用脑机接口扩展我们的感官呢？

人体对世界的感官其实非常有限。比如，光的本质是电磁波，人的眼睛能看到的光的种类（可见光）仅占所有电磁波的十亿分之一。在我们的周围有大量的电磁波无法被人类的身体感受到。我们无法看到红外线，无法看到紫外线，无法看到或者听到无线电波。但蛇却可以看到红外线，蜜蜂能看到紫外线，收音机能够接收到无线电波并转化成声音。其根本原因是我们的身体并没有装备这样的感受器，因而不能将这些信息传递给我们的大脑。

未来，我们是否可以设计出新的感受器，并像即插即用设备一样接入我们的大脑，使我们具备新的能力？基于以上大脑解读信息的原理，不仅是视觉和听觉，任何的感觉（包括触觉、味觉、嗅觉等）最终到达大脑的都是统一的电化学信号。既然这样，我们能否设计新的“鼻子”和“眼睛”，让我们拥有狗一样灵敏的嗅觉、鹰一样敏锐的视觉？甚至，我们可以将海量的互联网信息与我们的大脑相连，让大脑可以直接解码知识进行学习，而不是通过视觉或者听觉“死记硬背”。同样的，我们也可以通过机器媒介将不同人类的大脑相连形成“脑联网”。我们可能再也不需要去学校上课，只需要将自己的大脑通过机器进入“脑联网”，就可以直接和老师、同学的大脑进行信息交流，甚至直接下载知识！

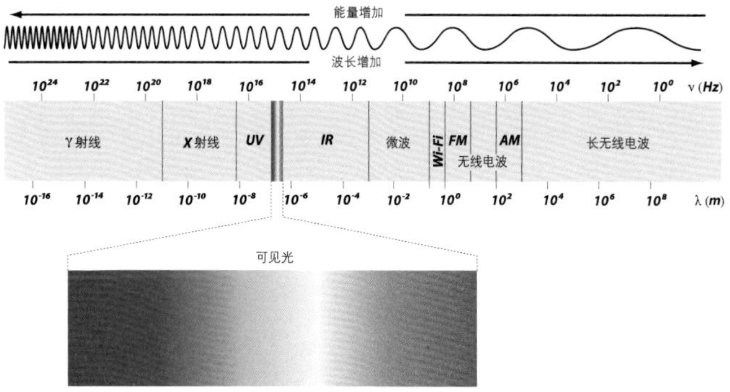

可见光图

心心相印是否有可能？

有可能。这是脑机接口的另一项应用：以脑机接口为中介，人类不用语言，仅靠大脑中的脑电信号就可以彼此沟通，实现“无损”的大脑信息传输！

这种脑脑交互、彼此传递信息的本质是神经元群的活动。不像语言的模糊和词不达意，它是一种彻底的、百分之一百的、毫无信息扭曲的“心领神会”。

现在 Facebook 的科学家们正在研究，他们想让人们在思考一些东西的同时，把想法传到他人的皮肤上，让人们通过皮肤“听到”声音，进而实现沟通。

这就是真正的心心相印！以后信息交换和处理少了一层语言，人类文明将实现质的飞跃。

想一想

1. 如果人类感官可以扩展，你最想获得什么感官？为什么？
2. 如果想获得这种感官，你会从自然界哪种动物身上获得启发？

脑机接口带来超级身体

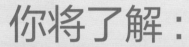

你将了解：

脑机接口帮助残疾人康复肢体

脑机接口如何控制机械手臂

脑机接口助力健康人类肢体拓展

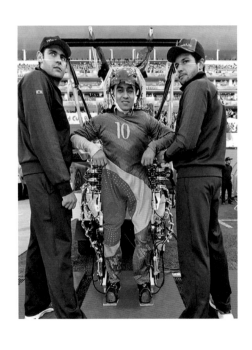

在 2014 年巴西世界杯开幕式上，瘫痪的青年朱利亚诺·平托穿着外骨骼系统，通过使用“意念”脑机接口踢出了当年世界杯的第一球！这是脑机接口的应用之一：通过“意念”操纵机器，让机器替代人类身体的一些机能，修复残障人士的生理缺陷。

目前市面上出售的残疾人“义肢”都只是藏在衣服里给人造成“完整身体”的假象，并没有真正的功能。而脑机接口技术却可以通过机器解读大脑管理身体的电信号，直接操控机械手臂实现真正的肢体替代功能。

脑机接口怎样控制机械手臂

脑机接口就是把大脑和机器连在一起，让大脑直接控制机器，或者机器直接反馈大脑。

大脑是怎样控制手的？大脑和手通过神经系统相连。比如要做一个“OK”的动作，首先是大脑中产生一个表示赞同的想法，然后大脑就会发出特定的电信号，通过神经系统，将信号传递到我们的手部肌肉，手部肌肉做出特定的收缩，于是“OK”动作就出现了。

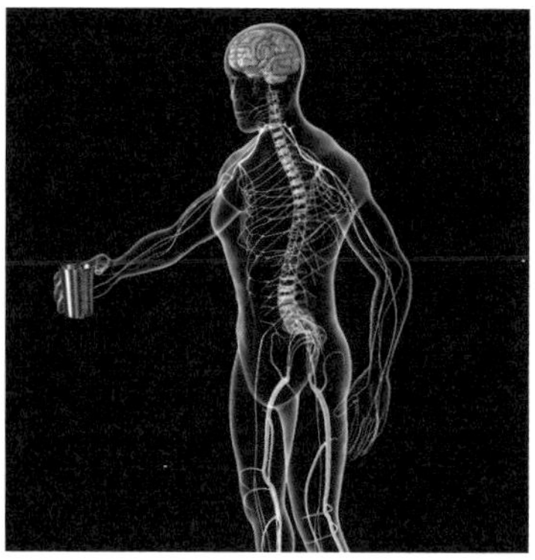

大脑和手通过神经系统相连

外来的机械手臂和大脑并没有神经相连，所以首先要解决的是怎样把电信号传递给机械手臂。

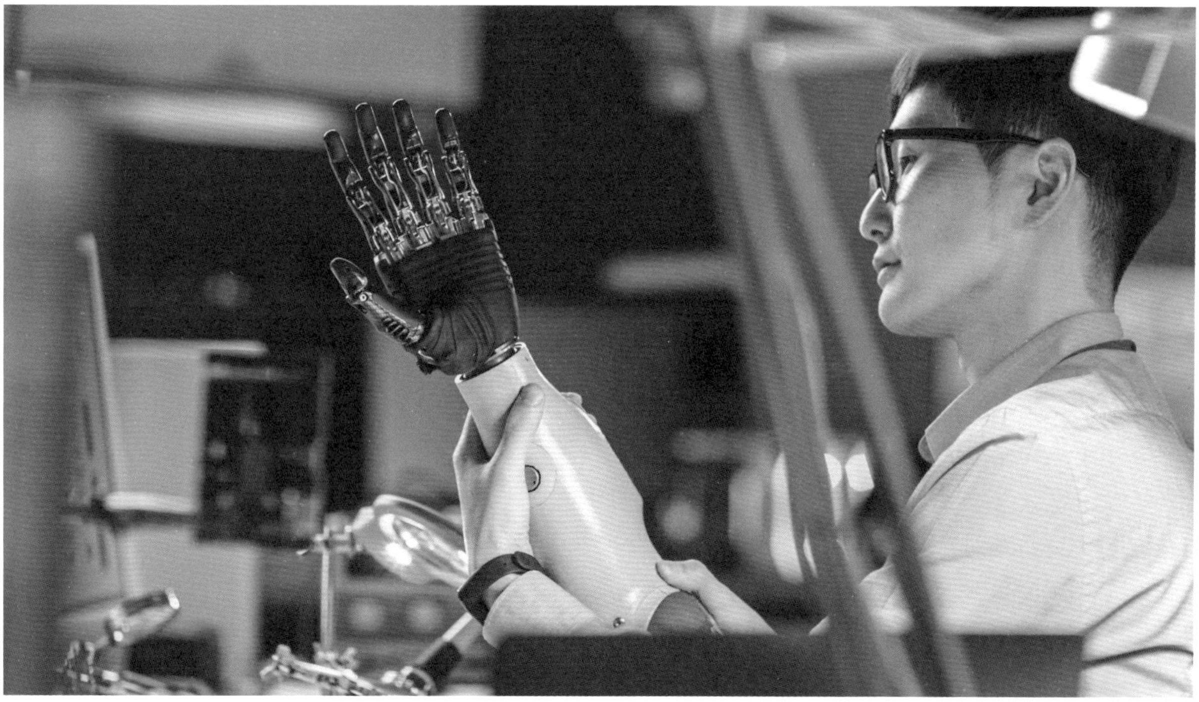

机械手臂

科学家先在大脑中植入芯片，芯片中的柔性电极插入大脑管理手的脑回。当我们想做点赞动作的时候，电极会迅速采集脑回的生物电信号，然后通过芯片解码翻译成机械手臂可以读懂的电信号，再发送到机械手臂上，这时的机械手臂就可以竖起大拇指了。这叫侵入式的脑机接口。

当然，机械手臂的功能完善是建立在不断训练的基础上。因为一开始，在想竖大拇指时，机械手可能竖起了小拇指。所以还要加上人工智能技术，让机械手臂具有深度学习的能力。其实

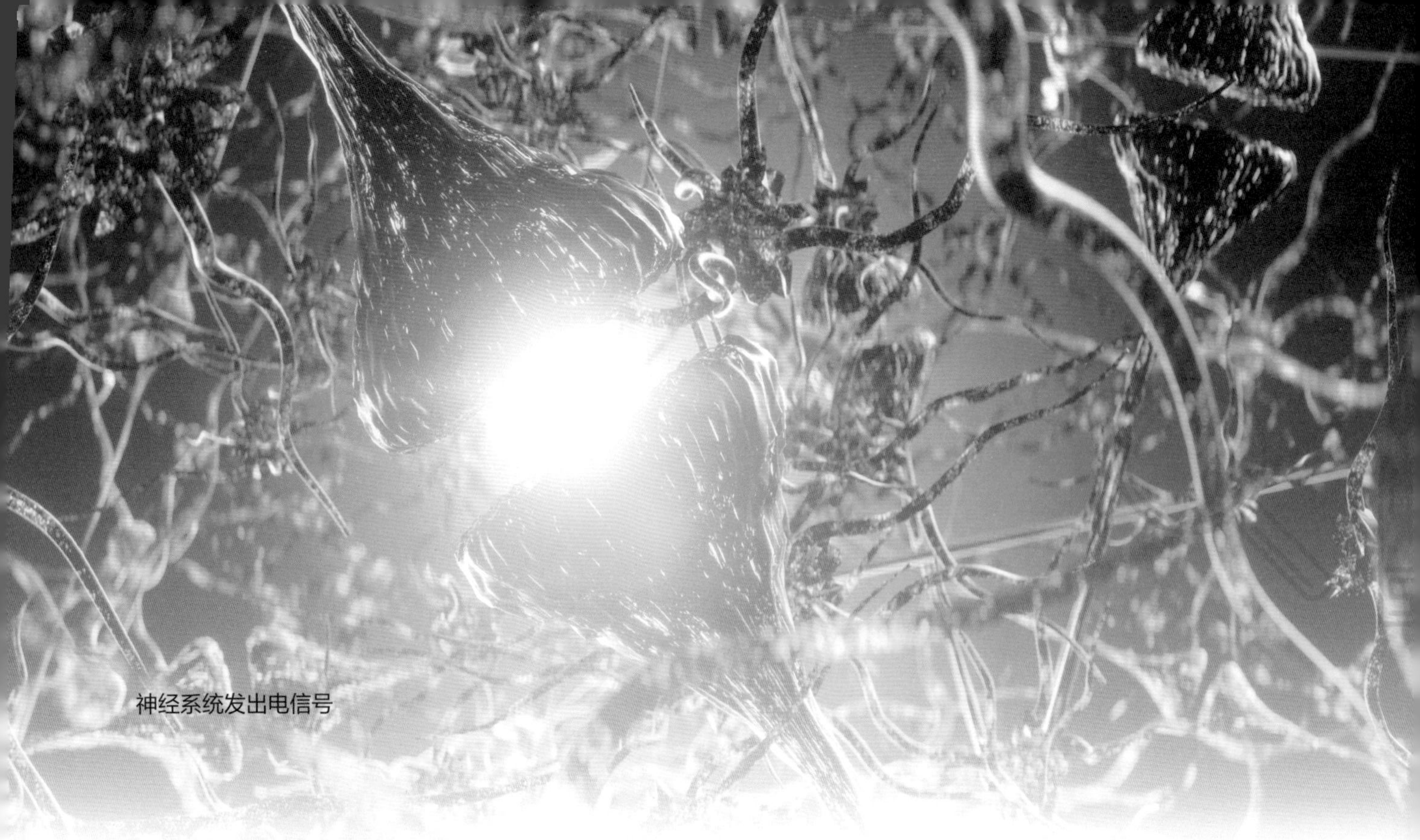

神经系统发出电信号

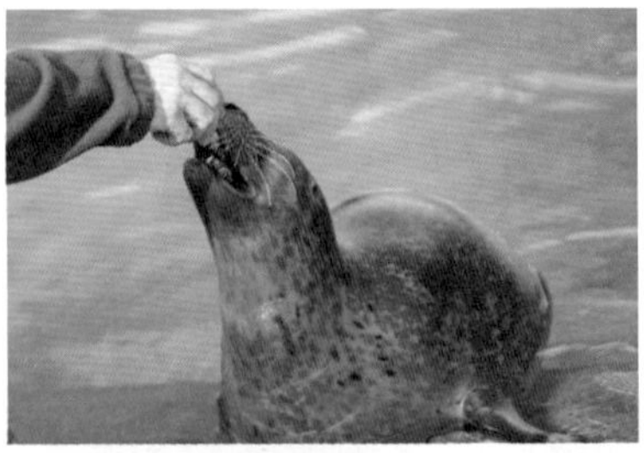

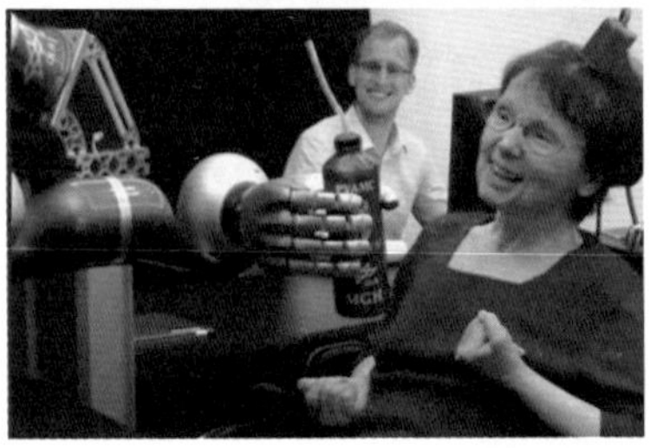

训练机械手臂来喝饮料

机器的学习，有点像马戏团训练动物，是个不断纠错的过程。比如训练一只小海豹，它一开始可能并不明白训练员要训练它拍拍手。可能会点头或者扭身子，但只要它无意中做对了，训练员就会奖励它一条小鱼，然后不断进行这种条件反射的训练。

与小海豹强化训练有些不同的是，机械手臂的动作无论是做对了还是做错了，我们都要输入指令告诉它其中的算法模型。当我们不断地练习，它不断地纠错，就能逐步拥有一个得心应手的机械手臂。

小黄医生说脑：机械手臂

想一想

《神雕侠侣》中杨过的断臂能通过脑机接口修复吗？

中国首例脑机接口机械手臂

张先生是一位退休教师，两年前因车祸颈部脊部髓重度损伤，成了一名高位截瘫患者。他的大脑功能尚健全，意识清楚，但双手却不能动。

2020 年，浙江大学脑机接口团队首次在国内通过对张先生脑内植入 Utah 阵列电极，帮助他利用意念控制机械手臂的三维运动，实现进食、饮水和握手等一系列上肢重要功能的运动。

脑外科医生通过手术，在张先生的大脑手部运动功能皮层里植入了 4mm × 4mm 的阵列电极，上面分布着 100 个电极。通过电极采集大脑神经元电信号，再传递出来，利用计算机分析、解码，判断电信号传递的意思。解码后，计算机控制机械手，让患者的想法和机械手的运动合二为一。在经过几个月的训练后，张先生已经可以实现用意念让机械手喂自己吃油条。

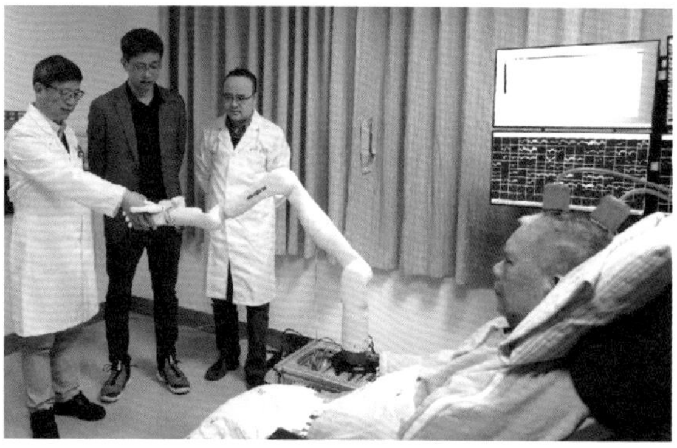

打造人类的超级身体

2021 年马斯克旗下的脑机接口公司 Neuralink 宣布将在未来几年内实现脑机接口“民用化”。通过一台神经手术机器人 V2，像微创眼科手术一样安全无痛地在脑袋上穿孔，向大脑内快速植入芯片。这款芯片比人的手指还要小很多，并且含有 1024 个电极，可以更精密地读取大脑皮层的信息。植入的芯片可以通过 USB-C 接口直接读取大脑信号，并向机械手臂等外围设备发送信号。手机也可以参与远程控制！

如果这项技术真的实现，人类的生活将发生翻天覆地的改变。比如，早上起床，你可以用意念开灯、拉窗帘，甚至用意念控制厨房做早餐。

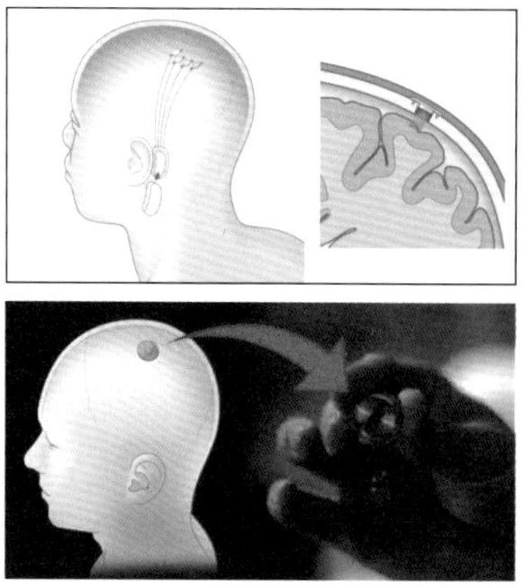

向大脑植入芯片，读取大脑信号

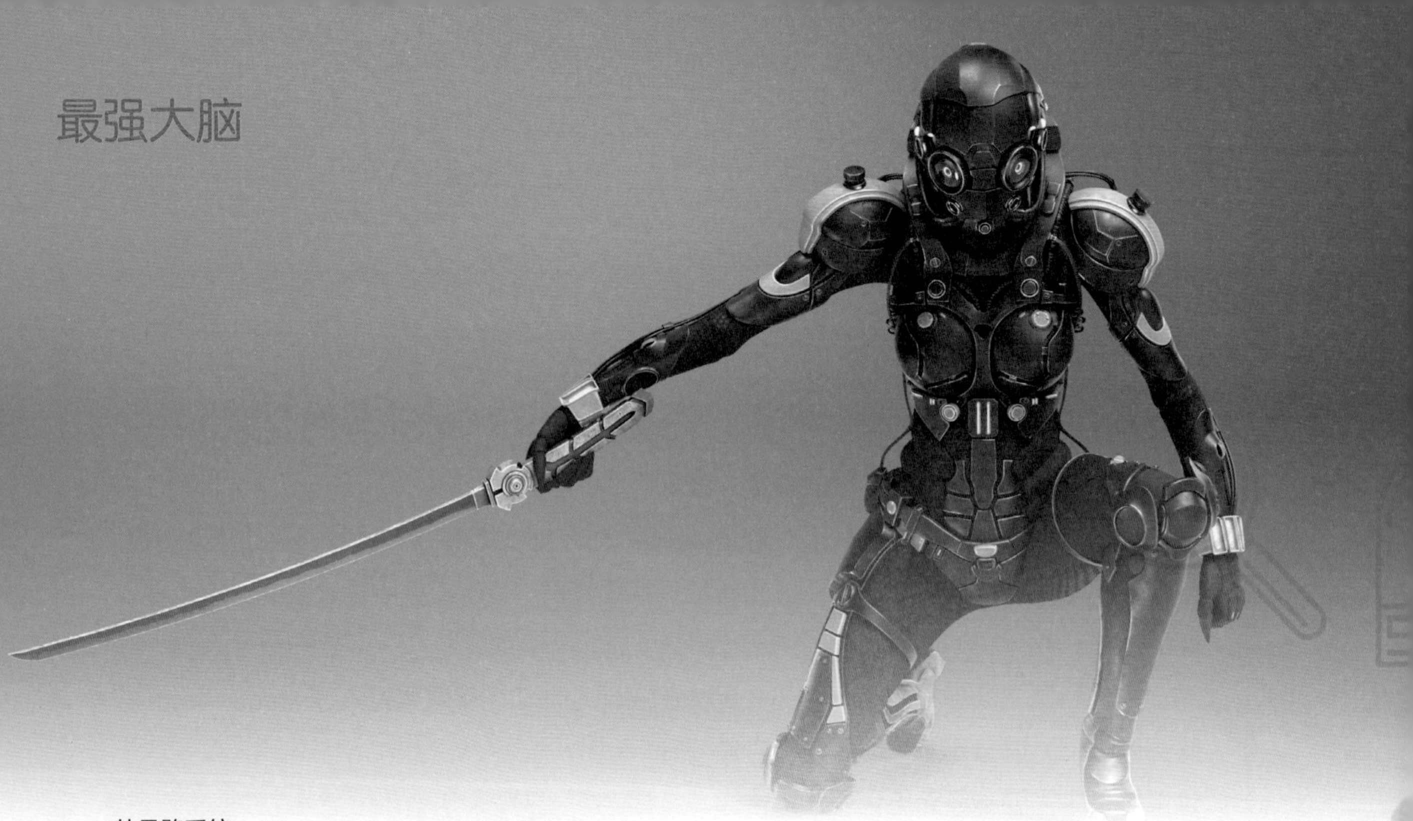

外骨骼系统

脑机接口不仅可以替换我们生病的肢体或器官，也可以将原有的肢体升级成更强壮更耐用的材料。比如，更强壮的外骨骼系统，利用它装备军队或者探索太空。未来，“半人半机器”“一人多身体”将成为可能。

如果我们再进一步展开想象，大型机器也可以被理解成我们的胳膊或者大腿，是我们身体的延伸。我们是否可以在未来的某一天，一边在地球上喝着咖啡，一边利用脑机接口和无线通信技术操控着月球上的机器开矿呢？

我们天生的身体，只是人类的起点。在遥远的未来，我们可以利用脑机接口技术扩展我们的感官，打造超级身体，并改写“身体”的定义！

想一想

1. 什么是“身体”的定义？
2. 你最想改造身体的哪个部位？希望它具有什么功能？
3. 你可以从目前哪个已知的机器上获得启发？

人造大脑是否可能实现

你将了解：

意识位于身体的何处

大脑如何产生意识

硅元素能否和碳元素一样产生智慧

2009 年瑞士洛桑联邦工学院科学家、“蓝脑计划”的主管亨利·马克拉姆宣布，将在十年内实现人造功能性大脑。然而十多年过去了，人造功能性的大脑并没有成功。但人类却从未停止过对人造大脑的追求，越来越多的科学家投入到该项研究中。

“蓝脑计划”开始于 2005 年，其目的是从实验数据逆向打造哺乳动物的大脑。“蓝脑计划”重点是大脑皮层单元，因为大脑皮层单元是哺乳动物的大脑所独有的结构。目前，这一研究仍在继续。

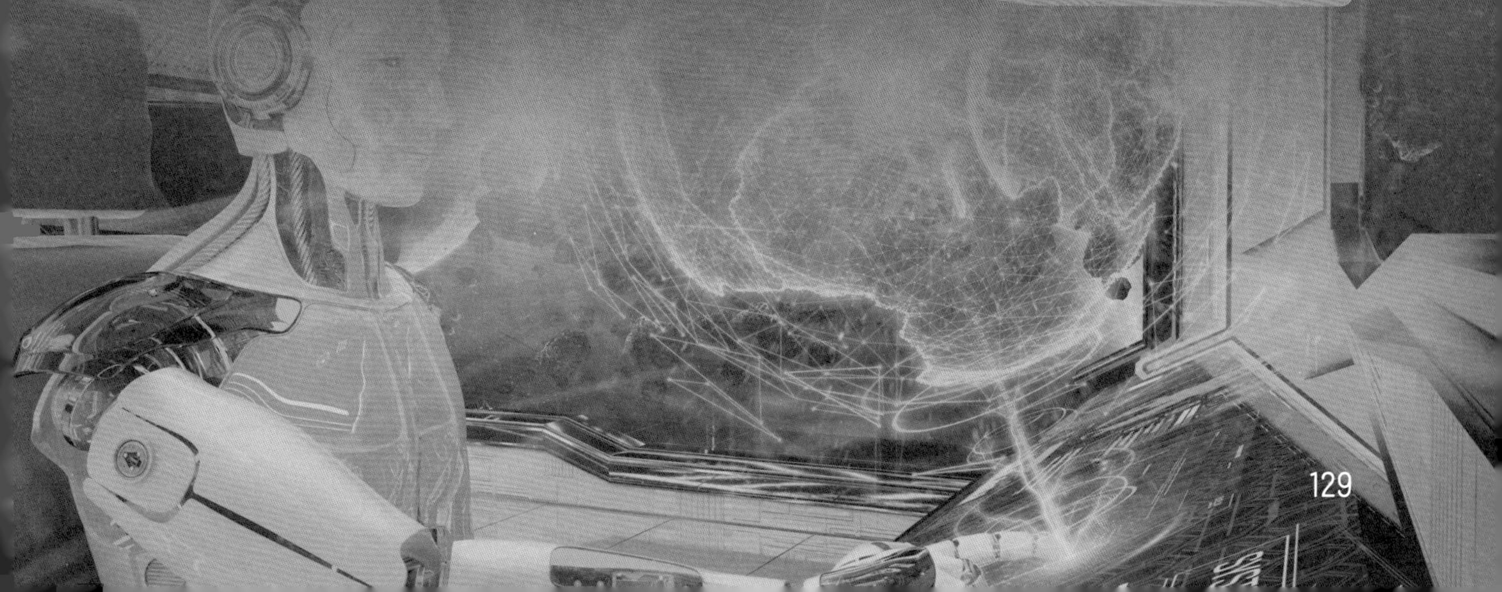

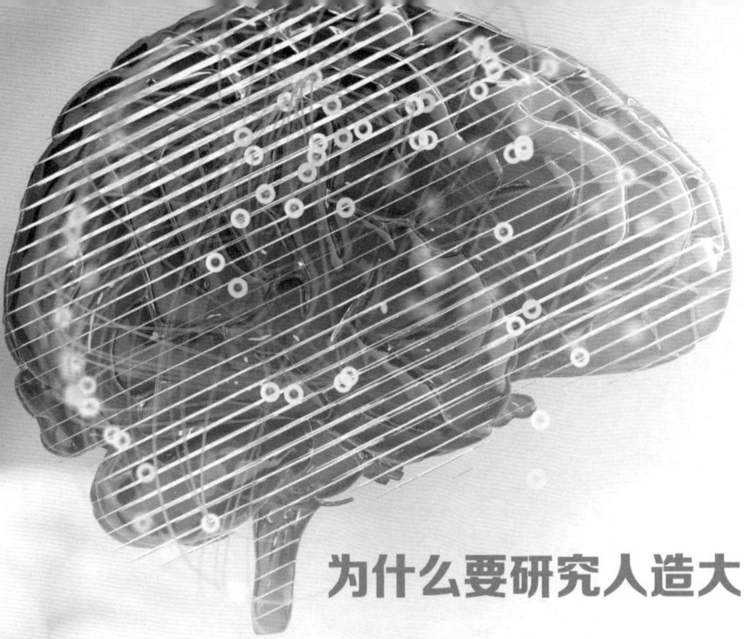

为什么要研究人造大脑

大脑最重要的价值是让我们拥有了意识和记忆。意识使人与动物拉开了差距，也让人有了自我的概念。我之所以成为“我”，是因为自我意识的存在，这是我们存在于这个世界的根本。而基于意识所产生的记忆，则让自我连接起了过去和现在。

可是，当某个生命终结，肉体消亡，自我意识也永远地消失，“我”也就不存在了，而“我”所拥有的一切记忆都将随风而逝。这是多么可惜和遗憾啊！那么，能不能有一个人造的大脑，让它继承我们的记忆，并代替我们衰老或者死亡的大脑继续工作，让我们有质量地继续活下去呢？而意识有没有可能脱离生命而单独存在呢？

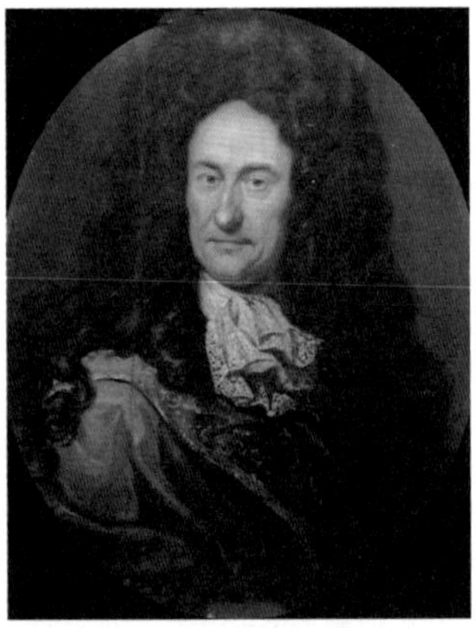

戈特弗里德·威廉·莱布尼茨（Gottfried Wilhelm Leibniz，1646年7月－1716年11月），德国哲学家、数学家，是历史上少见的通才，被誉为十七世纪的亚里士多德

意识产生于大脑

什么是意识？根据现代心理学的定义，狭义的意识是指人们对外界和自身的觉察与关注程度。广义的意识是指人类对客观世界的反映。

根据目前脑科学的研究，大脑是产生自我意识的器官。因为，大脑受伤有可能会导致产生幻觉；大脑生病有可能会精神错乱；大脑死亡意识会永远丧失。可是，大脑是如何产生意识的，意识又位于大脑的何处呢？对于这些问题，脑科学还没有确切的答案。

对于意识和大脑的关系，历史上许多人都深刻地思考过。比如，德国的数学家、科学家、哲学家莱布尼兹就曾提出过“莱布尼兹磨坊”的思想实验，然而却得出了比较消极的结论，他认为单靠大脑的组织永远无法产生意识。

“莱布尼兹磨坊”的思想实验

莱布尼兹把大脑比作一个磨坊。当我们走进这个磨坊，看到的是一个个齿轮、传送带、支柱、滑轮等零件在不停地运作。但是你要说磨坊在恋爱、在思考、在看夕阳，那就太荒唐了。磨坊永远都不会干这些事。当我们把大脑往细里解剖，我们看到的不过是一个个神经细胞不断放电，不断连接，叽叽喳喳。可是意识在哪里？“你”在哪里？智慧在哪里？记忆又在哪里？实在是找不出来。

所以莱布尼兹认为大脑和磨坊一样，只不过是一堆物质的组合，无法产生真正的意识。

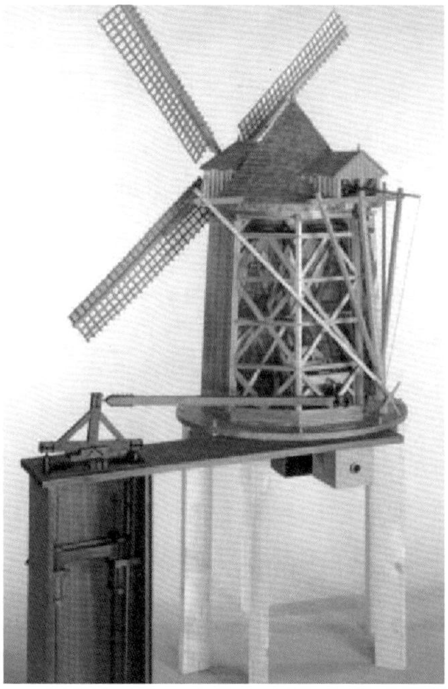

想一想

莱布尼兹的思想实验有什么漏洞？

现代脑科学证明意识确实产生于人脑。这和莱布尼兹当年的假设完全相反。那么莱布尼兹错在哪里呢？我们思考一下，莱布尼兹的思想实验有没有漏洞？有没有漏掉什么关键要素？齿轮、传送带、支柱、滑轮等零件的确不重要，也的确不会产生智慧和意识。可是，也许它们之间的构成方式和互动才更重要，正是它们有一定程度的构造和互动才能产生智慧。就像飞机一样，任何一个飞机零件都不能飞上天，可是当这些零件以一定的规则组合在了一起，并且互动起来，飞机就起飞了。又好比计算机，计算机硬件如何产生虚拟世界呢？我们如果走进计算机的内部世界，看到的不过是一个个电路在放电，单个电路就像单个神经细胞一样，不会有任何作为。可是当他们组合在一起并且通电互动起来，虚拟世界就产生了。

大脑产生意识的假说——“涌现”

在大脑里，单个的神经细胞没有特殊性，也不会有什么大的作为。可是，当数以亿计的神经细胞以特定的方式互动起来，意识就产生了。在脑科学里，当大量的个体组合和互动起来产生群体智慧和意识，这个过程就叫“涌现”。在自然界中，也有类似的情况，比如蜜蜂和蚂蚁。

“涌现”的自然界表现

蜜蜂和蚂蚁都是群聚性的社会动物。单个蚂蚁或者蜜蜂都没有什么能力。蚁群和蜂群却可以聚集筑巢、搬运食物甚至逃避火灾水灾等，就表现出了极大的集体主义智慧和牺牲个体的精神。原来，不管是工蚁或者工蜂，都被蚁后或者蜂王发出的化学信号控制着，这个庞大的群体。当科学家们把化学信号遮蔽，工蜂们就会像“热锅上的蚂蚁”一样，毫无目的地团团转。我们的神经细胞会不会也是被某些电化学信号控制着，以一定的规则组合互动起来，产生智慧、产生意识呢?

大脑计算假说认为：神经元、突触和其他生命物质并不是产生意识和智慧的决定成分，关键是他们执行的运算——神经细胞之间的沟通方式造就了一个人。大脑的实体是什么并不重要，重要的是大脑做的事和运行的规则。

模拟大脑是否能够实现

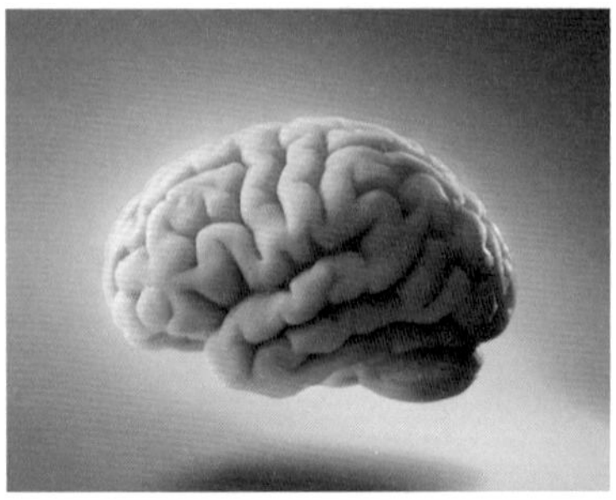
碳元素构成的人脑

按照以上假说的推论，只要我们能找到意识和智慧产生的规则，我们就可以脱离生命体建立模拟的大脑。我们的大脑是蛋白质、脂肪等物质构成的，其核心成分是以碳元素为基础的物质构架。如果我们能找到意识的组合规则和运行规则，完全可以跳出碳元素建立以硅元素为基础的计算机构架来实现模拟大脑，让模拟大脑和真正的大脑一样能记忆，能思考，有自我。而我们也能将自己的大脑和模拟大脑对接起来，实现记忆和思想的上传，实现数字化的精神系统。

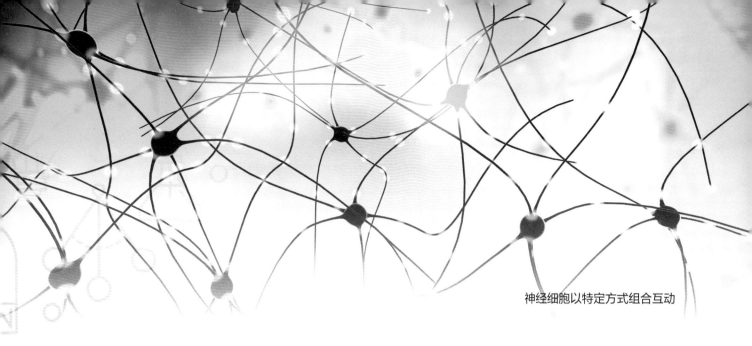

神经细胞以特定方式组合互动

虚拟人脑 SPAUN

加拿大滑铁卢大学的科学家们发布的虚拟人脑 SPAUN（Semantic Pointer Architecture Unified Network），被认为是迄今为止最接近真实大脑的机能大脑模型。SPAUN 由 250 万个模拟神经元组成，是个基于超级计算机构建的数字模型。它通过一个类似摄像镜头的仪器来观察，并可指挥机械臂进行书写等动作。SPAUN 能执行 8 种不同类型的任务。从描摹到计算，再到问题回答和推理，甚至能通过 IQ 测试的基本测试！该研究成果发表在《科学》杂志上。

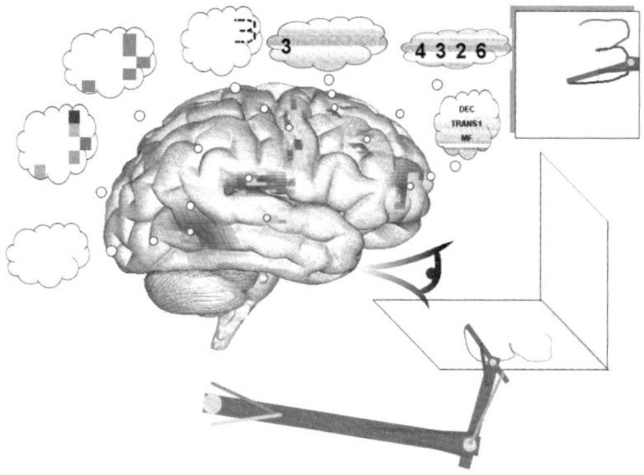

想一想

上传自己，我还是我吗？

如果有一天我们真的能把大脑里所有的信息都传递到模拟大脑里，永远活在数字的世界。那么，计算机里的“我”真的是肉身里的“我”吗？只能说不完全是。计算机里的“我”拥有我的全部记忆和经验，相信他自己就是“我”。可是他和计算机前肉身的“我”仍然可以同时存在。直到有一天，“我”死了，一秒以后计算机的“我”上线，那就变成了意识转移。这种短暂死亡的经历，似乎有点像睡觉，一觉醒来，新的“人类”继承了“我”的全部，并且相信自己就是“我”，然后美好地生活下去。

人脑是否会被电脑终结

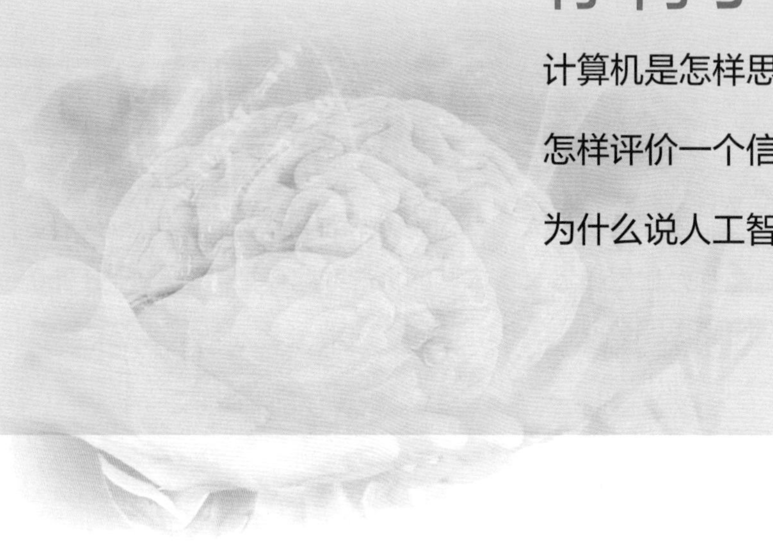

你将了解：

计算机是怎样思考的

怎样评价一个信息处理器是否优秀

为什么说人工智能仍处于初级阶段

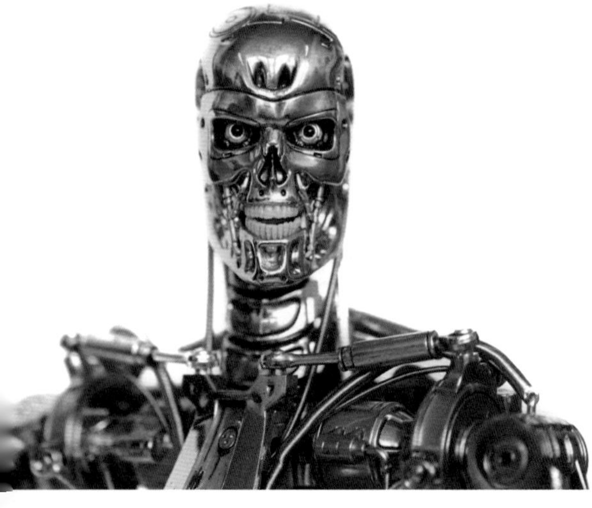

电影《终结者》系列讲述了未来世界电脑“天网”控制的机器人军团和人类斗争的故事。未来世界已经是机器人掌控的世界，只有少数人类精英在顽强抵抗。机器人钢筋铁骨，比人类拥有更强的战斗力和统一的部署，试图把人类赶尽杀绝。这个故事极大地引发了人类对于未来科技（特别是计算机）的不安全感。

电脑打败人脑这个话题已经越来越引起人们的关注。机器智能制造、无人驾驶、无人商店的出现，让人们发现：原来计算机已经开始和人类抢工作了！近十年来，脑机接口和人工智能快速发展，计算机在社会生活中所扮演的角色越来越重要。在高效、快速、犯错率极低的计算机面前，容易粗心、喜欢偷懒和分心的人脑其能力似乎真显得有点“捉襟见肘”。

屡战屡败的人类棋手

棋类游戏一直被视为顶级人类智力及人工智能的试金石。在国际象棋方面，1997 年的国际象棋人机大战中，国际象棋人工智能“深蓝”首次在总比分上战胜国际象棋世界冠军加里·卡斯帕罗夫。后来，国际象棋顶尖棋手对战国际象棋顶级人工智能，最多只能获得平局或个别胜局，在总比分上再也不能取胜。

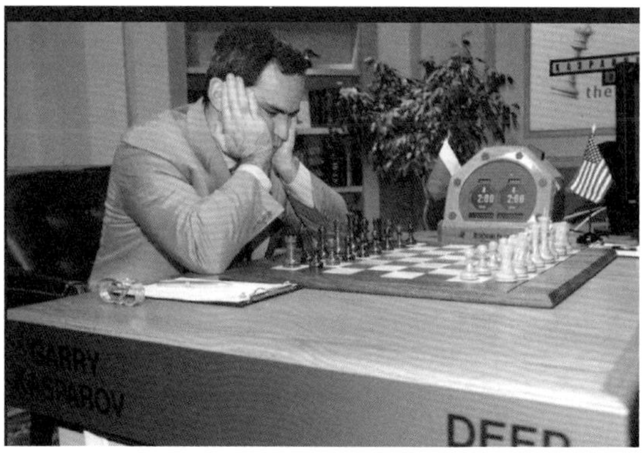

“深蓝”战胜加里·卡斯帕罗夫

在围棋方面，谷歌人工智能程序阿尔法狗（AlphaGo）是基于深度学习技术研究开发的围棋人工智能程序。为了测试阿尔法围棋的水平，谷歌于 2016 年 3 月向围棋世界冠军、韩国棋手李世石发起五番棋挑战，以李世石失败告终。后来，谷歌又推出阿尔法围棋升级版，并邀请世界排名第一的围棋世界冠军、中国棋手柯洁于 2017 年 5 月与之进行三番棋大战，同样以柯洁失败告终。

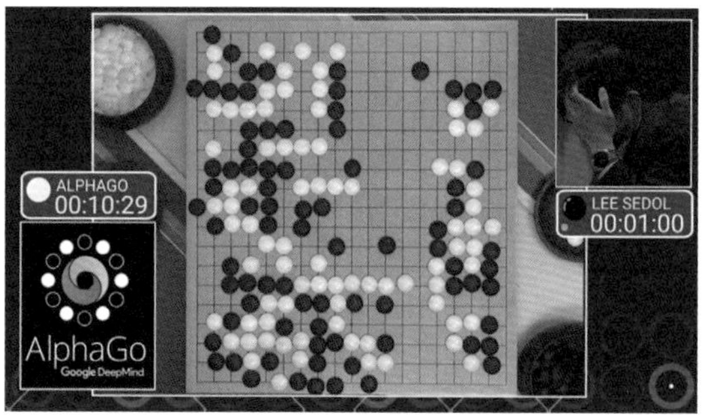

“阿尔法”战胜李世石

如何判断一个信息处理器是否优秀

大脑和计算机一样都是信息处理器。作为信息处理器的大脑和计算机相比，谁更棒呢？评估一个信息处理器是否优秀的标准是什么？作为脑科医生，我和数位硅谷工程师探讨过这些问题。他们的观点让人有些意外。

在人工智能芯片领域深耕多年的工程师们，几乎一边倒的支持人脑，并且认为：计算机要想战胜人脑还有非常遥远的路要走，甚至基本不可能！究其原因，第一，评估芯片是否优秀，不仅要看它的运算速度，更要看它的能量消耗。“深蓝”虽然战胜了人脑，但其“身躯”却有两个

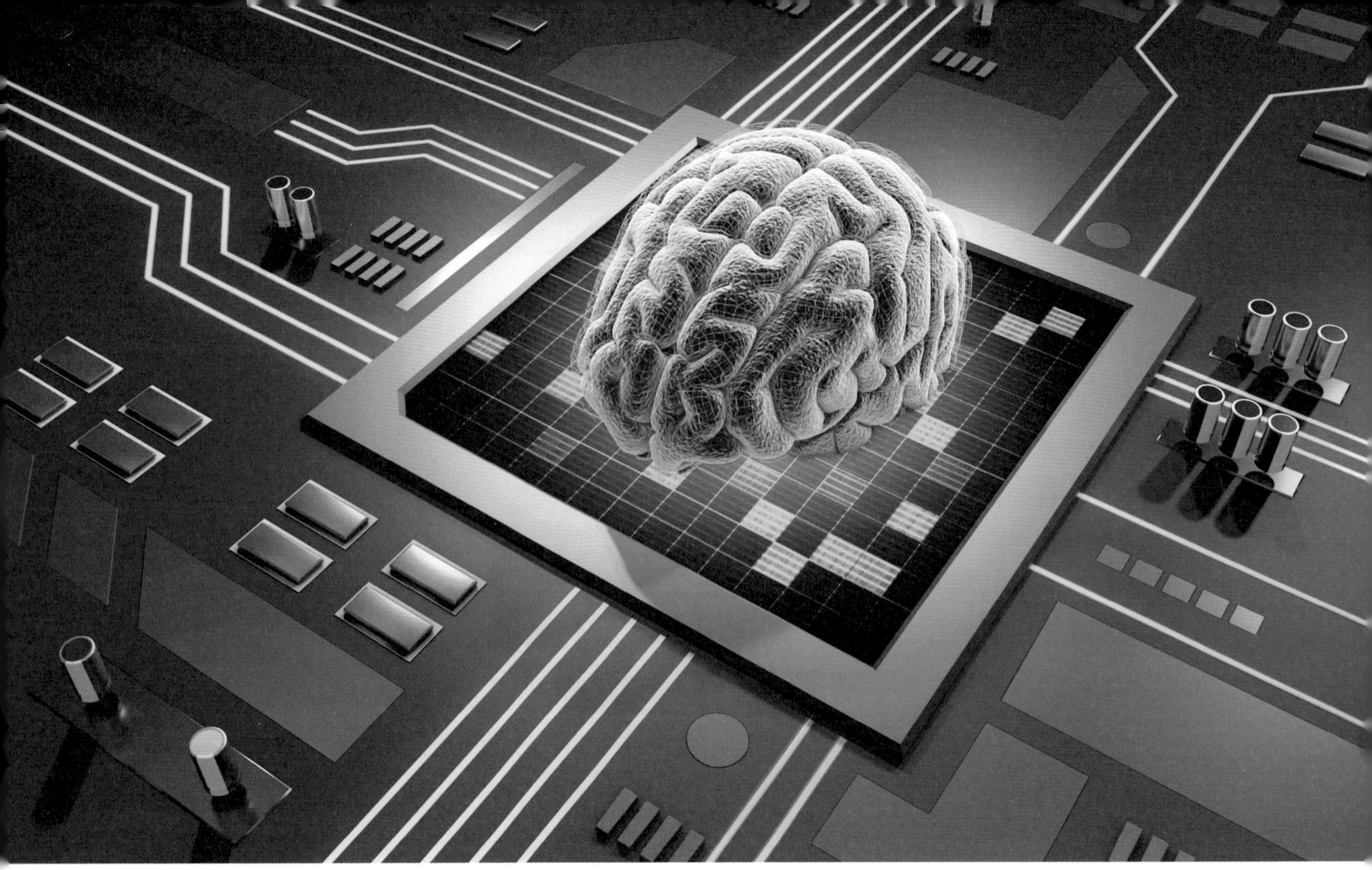

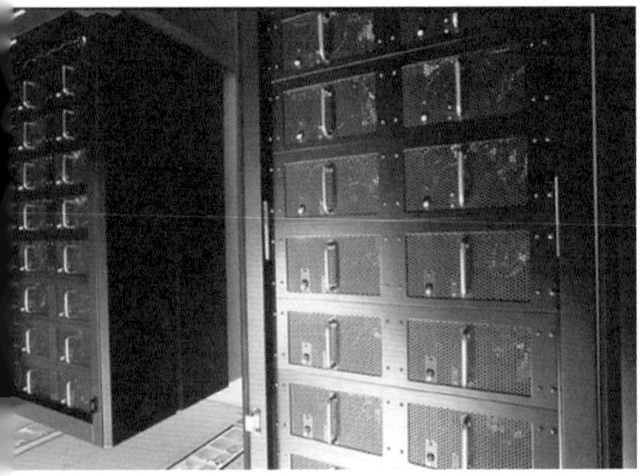

巨大的“深蓝”计算机

房间那么大，运算量和耗电量惊人。改进版的“阿尔法狗”虽然大大缩小了体积，但能耗还是非常高。下一场围棋所消耗的电量竟有 840 度（约等于一个普通三口之家 3 个月的用电量）。而人脑的能量消耗只相当于一个 14~20 瓦的小灯泡。对于人类棋手来说，下一场棋，一片面包、一杯咖啡足够了。所以人脑才是大自然设计的低功耗高效率的最佳处理器，是目前的计算机无法比拟的。

第二，更珍贵的、从无到有的创造性是人脑特有的功能。计算机无法具有创造的能力，所以只能从事简单重复的劳动。这就涉及一个问题，为什么计算机没有创造性？创造性的前提是思考，而计算机就不能思考吗？

小黄医生说脑：人工智能真的能思考吗

计算机是怎样思考的？

“小爱同学，请打开扫地机器人。”

“好的，扫地僧出动咯！”

“小爱同学，请开灯。”

“没问题。”

“小爱同学，请唱一首周杰伦的歌。”

“好的，下面为您播放……”

人工智能在对话的过程中，让人感觉计算机真的像人类一样在思考。可是，计算机真的是“思考”后才给出回答的吗？

对于一个二进制的计算机来说，不论如何智能或者学习，最终落实的都是由 0 和 1 组成的一行行代码，计算机靠着这些代码在工作。那么，一行行的代码能够产生思想吗？科学史上，有一个著名的“中文屋”思想实验能够说明这一点。

“中文屋”思想实验

假设我是一个不懂中文的人，被关在一个小黑屋（中文屋）里。屋外有一个讲中文的人和我交流。交流方式为屋外的人通过传递中文小纸条进入屋中。我不懂中文，对于纸上这些奇怪的中文符号完全没有头绪。但是好在屋子里有一个图书馆，它包含了所有的指示，告诉我应该怎样处理这些中文符号。我观察纸条上的符号组合，按照屋子里图书馆的指示抄写相应的中文符号作为回复，并通过小纸条的形式传出屋外。

对于屋外的人来说，他收到的是中文的小纸条回复，而且他完全能理解中文信息的意思。他会认为，屋子里的我肯定会中文。但很明显，我欺骗了他。我根本不懂我写的这些符号是什么意思，我只不过是照着一条条指示在做事。只要给我足够庞大的数据库和操作速度，我可以快速地处理任何中文对话。可是，这千千万万的、经过我手的中文符号到底是什么意思，我从头到尾都没有搞清楚过。

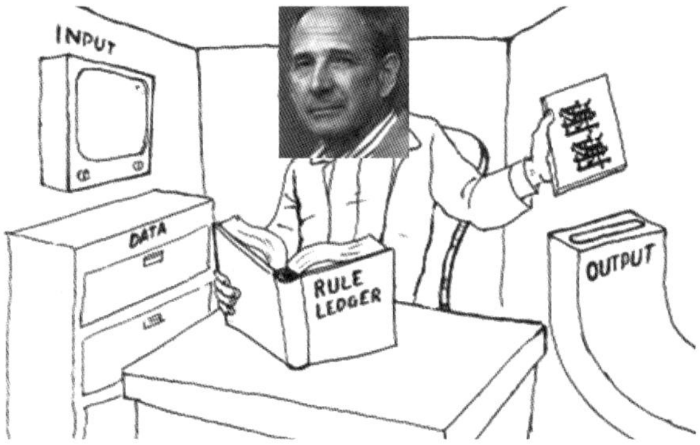

这其实就是计算机内部发生的事情。不论人工智能在交流中显得多么聪明，它做的事情始终都是根据指令输出答案。计算机并不明白这些指令或者符号的真实意义，也不会为它们赋予意义。而人类的大脑在思考的过程中却能自动赋予符号以意义。就像“蓝色”“老师”这些符号在我们的脑中可以马上闪现出形象，并知晓它的含义，但是计算机却不行。可是，人脑如何为符号赋予意义，这些意义和符号又储存在人脑的何处？至今还是个谜。

这也是人类至今为止仍然无法造出一台真正会思考的机器的原因所在。

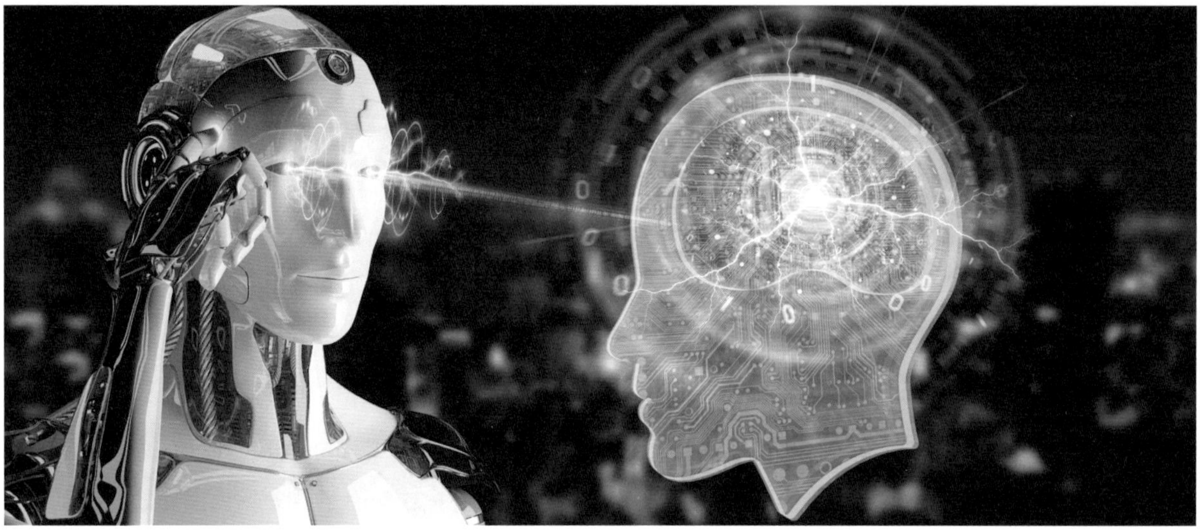

图灵与人工智能

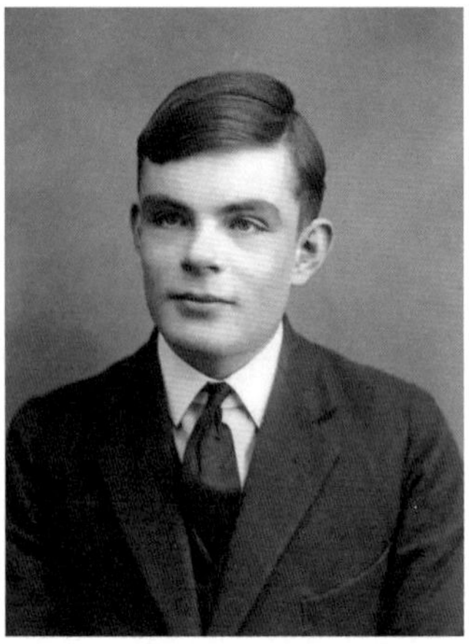

阿兰·图灵（Alan Mathison Turing，英国数学家、逻辑学家，被称为计算机科学之父，人工智能之父。）

图灵年轻时曾任剑桥大学国王学院的研究员，主要研究数理逻辑和计算理论。1936 年图灵发表论文《论数字计算在决断难题中的应用》。论文中他描述了一种可以辅助数学研究的机器，后来被人称为“图灵机”，我们所熟知的电脑以及人工智能，都基于这个设想。论文一经发表便引起了广泛的关注。

第二次世界大战期间，图灵应召到英国外交部通信处从事军事工作，主要是破译德军密码。由于破译工作的需要，他参与了世界上最早的电子计算机的研制工作，并对人工智能作了深入的思考。1950 年图灵发表论文《计算机器与智能》（后被命名为《机器能思考吗？》再次发表），为后来的人工智能科学提供了开创性的构思。他提出著名的图灵测试：如果第三者无法辨别人类与人工智能机器反应的差别，则可以论断该机器具备人工智能。这条法则如今仍然是人工智能的主要思想之一。

近几十年来人工智能快速发展，却依然遵循图灵当年奠定的思想和基础。为了纪念他对计算机科学的巨大贡献，美国计算机协会（ACM）设立图灵奖，以表彰在计算机科学中作出突出贡献的人。图灵奖也被誉为“计算机界的诺贝尔奖”。需要指出的是，图灵所提出的人工智能，依然是由 0 和 1 组成的代码为基础的计算机二进制运算，无法像人类大脑一样做到真正的“思考”。

想一想

1. 人类发明了许多机器，它们在某些方面的能力远远优于人类，比如汽车比人跑得快，飞机能上天，这是否意味着它们战胜了人类？

2. 科技是把双刃剑，比如核能既能造福人类也能毁灭人类。人类应该怎么做才能利用科技让生活更美好？

做一做

请阅读《如何思考会思考的机器》（ 作者 :[美] 约翰 · 布罗克曼)，并写下你的感想。

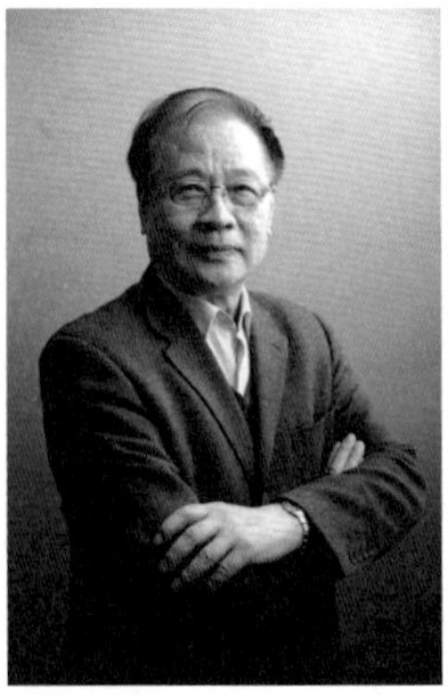

丛书主编简介

褚君浩，半导体物理专家，中国科学院院士，中国科学院上海技术物理研究所研究员，华东师范大学教授，《红外与毫米波学报》主编。获得国家自然科学奖三次。2014 年评为“十佳全国优秀科技工作者”，2017 年获首届全国创新争先奖章。

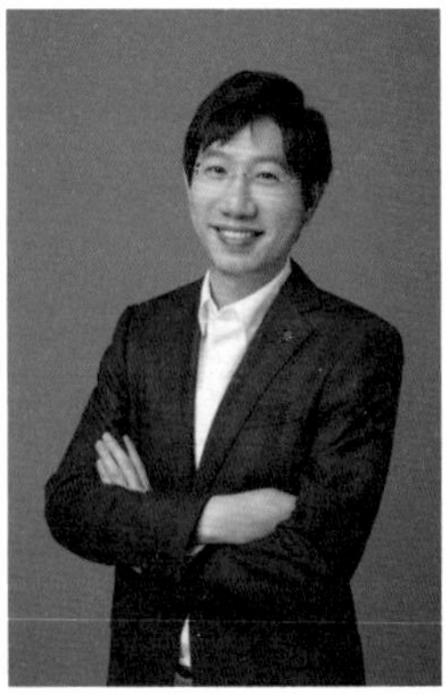

本书作者简介

黄 翔，医学博士，复旦大学附属华山医院脑外科主治医师。上海市青年科技英才“扬帆计划”及牛顿基金获得者，全国青年科普脱口秀大赛一等奖，全国科普讲解大赛三等奖，上海市科普讲解大赛一等奖，上海市大众科学传播奖（新锐人物），上海市十佳科普使者，首届上海科学技术协会“科学诠释者”。2020 年获得上海市科协科普基金资助，创办“小黄医生”短视频科普自媒体。

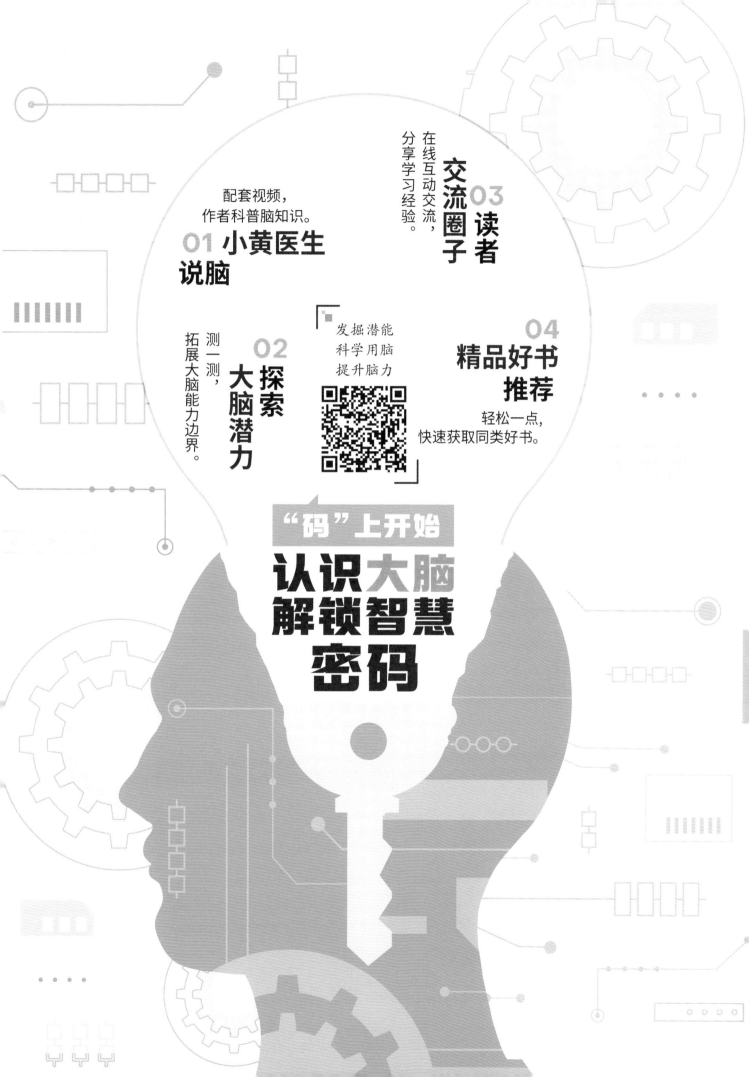

配套视频，
作者科普脑知识。
01 小黄医生说脑
02 探索大脑潜力
测一测，
拓展大脑能力边界。
03 读者交流圈子
在线互动交流，
分享学习经验。
04 精品好书推荐
轻松一点，
快速获取同类好书。
发掘潜能
科学用脑
提升脑力
“码”上开始
认识大脑
解锁智慧
密码

图书在版编目（CIP）数据

最强大脑 / 黄翔著. — 上海：上海教育出版社，2023.7
（“科学起跑线”丛书 / 褚君浩主编）
ISBN 978-7-5720-2173-2

Ⅰ. ①最… Ⅱ. ①黄… Ⅲ. ①脑科学 – 青年读物 Ⅳ. ①R338.2-49

中国国家版本馆CIP数据核字(2023)第134105号

策 划 人　刘　芳　公雯雯　周琛溢
责任编辑　公雯雯
整体设计　陆　弦
美术编辑　周　吉

本书部分图片由图虫・创意、壹图网提供

“科学起跑线”丛书
最强大脑
黄　翔　著

出版发行　上海教育出版社有限公司
官　　网　www.seph.com.cn
地　　址　上海市闵行区号景路159弄C座
邮　　编　201101
印　　刷　上海雅昌艺术印刷有限公司
开　　本　889×1194　1/16　印张 9.25　插页 1
字　　数　204 千字
版　　次　2023年8月第1版
印　　次　2024年11月第3次印刷
书　　号　ISBN 978-7-5720-2173-2/G・1940
定　　价　68.00 元

如发现质量问题，读者可向本社调换　电话：021-64373213